Beautiful Life

Beautiful Life

84 道減重不復胖
比地中海飲食更適合亞洲人的美味料理

代謝型態
龐德食譜全書

The Pan-Asian
Modified Mediterranean Diet

袁毓瑩、王淳、袁毓玲 ——————— 合著

推薦序一

遠離慢性病之河

身體智慧有限公司執行長
脊椎保健達人

鄭雲龍

　　早在十三年前，我和 Belle（袁毓瑩營養師）就在百略醫學和各路專家們一起開發健康促進的教育課程，印象中最晚離開辦公室的不是我就是她。有一次我們一起看著一張 PPT，那是一張畫著蜿蜒河流的圖畫，河流裡有許多溺著水，痛苦呼喊救命的人們，我們討論著要下什麼標，最後我們決定的標題是：慢性病之河。從此那張 PPT 一直跟著我，如今在我們合作開辦的新型態健康抒壓課程中，成為每次新開班都會出現的一張投影片。

　　慢性病之河說的是現代文明病的進程，大家都聽過這句話：「上醫治未病，中醫治將病，下醫治已病。」其中的上、中、下指的是慢性病之河的上游、中游、下游的意思。在河流的下游有許多專科醫師（下醫）在救人，但人們終究上不了岸，直到痛苦的滅頂，河流的中游也代表著一群醫者，例如中醫師、家醫科、自然醫學醫師（中醫）等，但是上游有誰呢？為什麼人們會墜入慢性病之河？到底誰是上醫呢？

　　曾經問過 Belle，為什麼你會選擇辛苦的創業，推動健康促進教育事業，而不是在藥廠賣營養品或是在醫院工作呢？她也反問我這個問題，於是我們倆相視而笑，因為我們很清楚彼此內心的願望，是要協助人們有創造健康的意願與能力，從生活型態去覺察與改變！從消極的依賴醫療轉向積極的創造健康，而這件事就是我們的志業。我和她專業領

域不同，但殊途同歸目標一致，這樣的戰友情懷特別珍貴。

　　很高興看到 Belle 這本龐德飲食食譜書的問世，她藉由這本書貫徹她的天命，行使她的使命，而我推薦此書，不僅僅是好友的身分，更是以龐德飲食受惠者的身分大力推薦，尤其 Belle 及她的團隊所開發出來的「代謝型態健康促進課程」，連續三年榮獲生策會「SNQ 國家品質標章」，更足以證明其在健康教育的用心與專業。

　　對了！你知道誰是專治未病的上醫嗎？你知道誰能讓你遠離慢性病之河，享受健康到老的人生嗎？沒錯！其實就是你自己，只要下定決心過健康的生活型態，你就是自己的上醫，就從拿起這本書，每天執行龐德飲食計畫開始吧！

推薦序二

吃出抗發炎、抗氧化的好體質

橙花想紅執行長

詹秋蘋

因為從事美容美體工作，三十多年來我認識不少營養師。袁毓瑩 Belle 是我最愛、也是在飲食康健學習上最重要的老師。愛她爽朗幽默又率真的個性，愛她是個有人性、有同理心的營養師，愛她對於用食物調理客戶健康的認真與堅持。

我的 Spa 是協助客戶追求健康及美麗，期盼一起優雅到老。因此努力研發各種按摩舒壓、體態輕盈及皮膚保養的療程。若能配搭養生抗氧化的飲食知識及執行，做為身體營養的基礎，那麼明顯的體質改善或窈窕身材就非夢事了。在和 Belle 合作這二年以來，我們一起幫助許多（橙花想紅）會員及其親友創造許多不可能的任務。

代謝型態會先找出屬於你體質的飲食型態，而龐德飲食則讓你吃出抗發炎、抗氧化的好體質。所以我們聯手的橙花甩脂班客戶滿意度高達九成以上，剩下的一成大多是忙碌無法執行之故。有些會員朋友在二個月期間瘦八至十公斤，更甚者，因為三高慢性病指數正常而興奮開心；也有體質調整較慢者，結業後才開始瘦下來。大家共同的心得都是瘦身仍然可以吃那麼多，真好。而八週吃對自己型態者，也多有回應身體狀況變得更好，過敏症狀改善，更重要的收穫是：八週的學習及執行後，更認識自己的身體，知道自己跟食物的關係等。每每在八週結業後，大家都是滿滿的感動與感謝。我都忍不住想，這麼棒的健康飲食之法如何

可以讓更多人認識、推廣。

很開心 Belle 出書了,而且除了代謝型態飲食的方法外,還有八十四道龐德飲食食譜大公開。這是一本工具書。我個人認為,這是每個家庭都需要有的一本健康飲食聖經。

推薦序三

改變飲食習慣，身體自然瘦下來

雨傘王創辦人
陳慶鴻

　　這是我這輩子第一次寫推薦序，我覺得袁毓瑩營養師真的很有勇氣，也因為是第一次，所以我保證全程不說謊。

　　二〇一五年五月，我參加了袁營養師的「代謝型態八週甩脂班」，剛參加時我的體重是九十五公斤，八週後我減了八公斤，七個月後總共減了十五公斤，讓我重回到結婚時的體重。

　　剛開始上課時，真的有很多觀念顛覆我原本的認知，像我就是無肉不歡的肉食鬼，經過代謝型態檢測後，了解到我是屬於食物比例可以多吃肉的蛋白質型體質。當我開始有意識的多吃肉，少吃像是飯、麵等醣類食物，結果不但可以吃得飽，體重甚至還會下降，這實在太讓我震驚（開心）了！

　　還有晚上六點後不吃甜食，八點後不進食這條守則，原來晚上六點後胰臟已經下班了，吃進過多的水果甜食，這些醣類將會轉成脂肪儲存起來。所以只要改變一下自己的飲食習慣，身體自然就會瘦下來。

　　看了這本書收集的多道佳餚食譜，除了感覺肚子馬上餓了之外，一想到這就是可以讓我們吃得健康又吃得美味的食物，真心覺得這才是我們認真活著的意義！然後我也想起第三週的課程內容「龐德飲食DIY教做」，我有請我的太太一起去上課。我要感謝我太太，在上完課後，我每天的晚餐就在符合龐德飲食十原則及她的巧手料理之下，不但吃得

開心，而且體重也都能隨心所欲的管理好。

　　袁營養師的「代謝型態甩脂班課程」不只適用於我，我也親眼見證到我的一群朋友們在參加課程後，成功且輕鬆的減重，這門課真的是讓我學習到一生受用的知識。不過我也要說明，除了正確飲食之外，搭配適當的運動更是減重的王道。瘦十五公斤的路途上，我也常常在家中的飛輪上跟自己對話，為自己加油打氣。

　　最後還是要感謝袁毓瑩老師在飲食管理及健康促進領域上不斷奮鬥，更推出這樣一本食譜書，讓我們可以在這個世界上活得更健康、更快樂！

推薦序四

有專屬的營養師，真好

台北富邦
法人金融總處長

郭倍廷

　　我應該是最早認識袁營養師，和她的龐德飲食的人了。

　　這十年來，我看見她的工作熱忱，再累也做得下去，非常有韌性和有毅力。我的工作需要帶領幾百人及背負數十億的業務預算，但怎麼感覺她比我更辛苦，早出晚歸幾乎沒有假日，隨時在工作。我常笑問她：妳的公益事業做的如何呀！事實上，她自行創業，從事的是一個喚起人們對健康的意識，以健康促進課程為出發點，到處演講，宣揚吃對食物，吃龐德飲食的理念。她總說，健康教育是百年樹人的大業，將創業這條路當作生養孩子，不畏艱難並且樂在其中。

　　因為我的工作是業務性質，應酬繁多，喝醉機會也多；我也喜愛打高爾夫球，常會晚睡並且要很早起，所以這時候，照顧身體的方法和營養就特別重要。袁營養師非常了解我的工作和飲食生活型態，她教導我飲食上如何注意，像應酬時該怎麼吃，無法避免的宿醉後，只能吃些蒸煮清淡好消化的食物，減少身體的負擔。龐德飲食中的經典沙拉最常出現在我的早餐，做為一天的抗氧化和抗發炎食物，我從一開始的抗拒（感覺像馬兒在吃草），到樂於接受並且吃光光，大多時候是感動於她在食物料理中的要求與進步。

　　我特別感謝袁營養師與團隊開設跑步班，也促使我開始練跑，學習正確的跑步方式，對於像我這種高度壓力工作者，很能透過跑步來抒

壓，因為正確練跑和吃對食物，多年來我參加二十一K半程馬拉松的路跑活動，跑二小時十分鐘，跑後也不感到疲憊痠痛，確實體會日常飲食和專業指導的重要。我常被以為比實際年齡年輕很多，我想應該就是長年吃龐德飲食的功勞吧！

　　袁營養師不愛下廚，要出食譜書真令我訝異。我始終支持她做每件事，並且願意為她做見證，有位專屬的營養師照顧（若買了這本食譜書，應該算是有了半個營養師在身旁吧），真的有比較健康哦！

自序

既健康又優雅的龐德飲食餐

代謝型態（股）公司
創辦人暨資深營養師
袁毓瑩

　　我和 Ken（王淳心理師）共事已超過十年。二〇〇五年，我們在百略醫學科技集團旗下的子公司康適幸福一起工作，當時也和現在頗富盛名的脊椎保健達人鄭雲龍先生共事，我們各別代表了化學（營養）、心理（心理）、物理（運動）等三個人體保健的面向。我們共同的任務就是開發建構涵蓋營養、心理、運動三個面向的健康促進課程。一起為減重、三高代謝症候群、血糖調衡、脊椎調衡和心理抒壓等族群，設計有趣又能改善健康問題的課程。

　　百略醫學科技所生產的耳溫槍為全球產量第一，創造另個臺灣之光，而血壓計則為全球第三大品牌。董事長林金源先生對於開發出精準量測的血壓計，並且獲得多項國際品質和專利認證尚不自滿，他認為不能只賣好的血壓計，更要提出真正可以改善人們健康問題的完全解決方案（Total solution）。因此，董事長網羅各路人馬，致力於培養一組以生活型態面向為出發點的醫療專業團隊，強調不吃藥、不打針，用人們可以理解的方式傳達醫療保健的真知識，透過實體物的演練，啟發人們對於進行健康管理有高度興趣。

　　記得當時美國同事帶來一本書《八週降低你的高血壓》（*Lower Your Blood Pressure in Eight Weeks*），作者是美國心臟及病理專科醫師史提芬・西奈特（Stephen T. Sinatra），書中提出照著他的方法執行，

八週就可以降低高血壓。其中第二章提到 PAMMD （The Pan Asian Modified Mediterranean Diet，泛亞洲修正地中海飲食），因為我是營養師，所以這一章理所當然由我負責閱讀，並做成簡報向團隊分享。

我在閱讀和分享過程中，深受西奈特醫師啟發，他雖是位美國醫師，卻能宏觀看到亞洲地區和歐洲地區的飲食文化，找到大量研究報告，證實這兩個地區的飲食，確實能夠幫助心血管疾病罹患率很高的美國人改善健康。我則全然地相信這個飲食計劃（後來 PAMMD 被我取名為「龐德飲食」），並且奉行龐德飲食十原則，至今已超過十年。

二〇〇五年，我和 Ken 即初步規劃「龐德飲食改善三高」的課程，我以龐德飲食十原則設計諸多與營養學結合的生活演練，包括：運用實際大小的食物模型來認識蔬菜水果的分量、收集各種零食空盒以閱讀食品標示與計算演練、詳列購物清單並實際到超市採購、分組整理冰箱 PK 賽等，期望能透過寓教於樂的課程，打造龐德飲食的生活型態。

Ken 是一位心思細膩又幽默、有創意的心理師，他洞悉常人的行為改變模式，與我不斷討論並微調、修改課程內容。在一開始，我們便能夠規劃出很不一樣的健康管理課程。我們把它設計為二個半天的研習營，分二週進行，中間還安排學員回家作業，以便在下次上課中與大家分享。課程初始，便請企業內的同仁及親友，試教學好幾梯次，反應都十分良好。

後來，康適幸福公司因為沒有具體可獲利的營運模式，決定暫停營運。我卻愛上龐德飲食，仍繼續落實龐德生活型態。十年來，每天就依十原則做早餐，也因而走進廚房。回想初做龐德早餐時，大多以一盤沙拉為主軸，加上不同的蛋白質肉類和堅果，淋上橄欖油和紅葡萄酒醋，自認為好吃，但我的先生總未食用完，即使我再減量依然如此。終於，我忍不住問他：「這些都是好食物，為什麼不多吃些呢？」他很自然反問：「美味和營養不能同時並存嗎？」這讓我茅塞頓開，這真是很好的反饋。

苦口婆心宣導營養知識，始終希望大家能夠吃出健康，講得再口沫橫飛、感動人心，端出來的菜看似健康，卻一點都不美味，吃到的都是

枯燥乏味，誰會願意過這樣的飲食生活呢？我在二千次反覆製作龐德早餐中找到變化，愈來愈想要和食物談戀愛，創造多彩多姿的菜色。看到家人從對我的龐德餐興趣缺缺，到現在只要龐德餐上桌就會被吃光，雖然一天中僅和家人吃這餐，看到他們身體變健康，就非常有成就感。

　　龐德餐變得愈來愈色彩繽紛漂亮，也愈來愈美味，使得龐德飲食有了新的註解：「營養與美味的化身，好吃又不胖的飲食。」這要特別感謝龐德烘焙師 Irene 和景村廚師的巧手與巧思，不斷改造、進化龐德餐的內涵性與變化。特別是 Irene，她比營養師還堅守龐德十原則，認真找到臺灣在地小農種植的水果，不辭辛勞以純手工製作果醬與果乾，成為龐德餐裡最能呈現的美麗與美味；還有獨創的無蛋奶全麥土司，堅持使用臺灣在地小麥，為素食者和蛋奶過敏的人提供可以安心吃的食物。她以米穀粉製作符合龐德原則的點心，這些美味與健康，全部收錄在本食譜書中。

　　曾經，我們為了要降低成本和勞力密集的辛苦，想要捨棄在我們八週甩脂班中，第三週進行的龐德飲食 DIY 教做，因為這堂課需要採買、製備、包裝和善後清洗等。沒想到同學們認為這堂課的學習對減重最有幫助，全家一起跟著吃也能減重和降三高，堪稱受惠無窮。即使需辛苦準備，我們仍決定保留這堂課。

　　龐德飲食教學至今，不但與我們一起走過五十七個八週甩脂班，更在超過八十家企業，完成近二百場龐德飲食 DIY 教學的記錄。「PAMMD 龐德飲食」的 Logo 也在臺灣與大陸地區註冊，二〇一五年四月，在臺北延吉街成立第一個「龐德體驗廚房」，二〇一七年七月，在新竹新莊街成立第二個「龐德體驗廚房」。我們團隊衷心盼望能將龐德飲食推動到華人地區，帶動美味與營養的食趣，帶來健康歡樂的生活，一起健康、優雅到老。

　　最後，感謝「Hsiang 向 the Bistro 法國餐酒館」的向加如女士、盛和風食集盛士驊執行長、優格先生潘家全大力支持，將政商名流都愛的壓箱寶，且同時也符合龐德飲食十原則的佳餚，公諸於世，以加持本食譜書。

目錄

PART.1 | 每個人一生中都要知道的龐德飲食

1. 什麼是龐德飲食（PAMMD）？

2. 吃出食物力量的十大關鍵

3. 打造你的龐德飲食廚房

PART.4 | 免排隊又美味，全家人的健康龐德餐

Ⅰ 沙拉 · 前菜篇

Ⅱ 主菜篇

PART.5 | 不用忌口的 龐德健康點心

I 點心篇

II 蔬果汁・茶飲篇

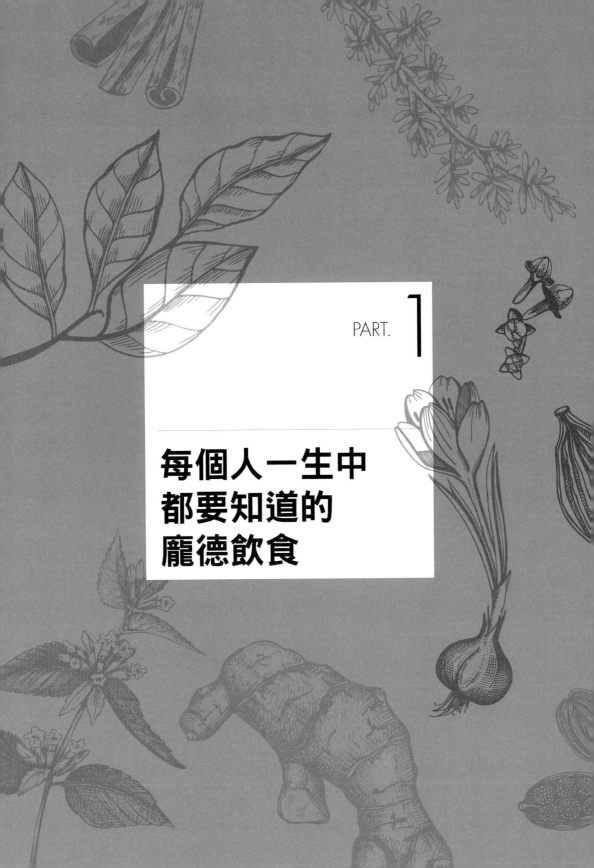

PART. 1

每個人一生中
都要知道的
龐德飲食

1. 什麼是龐德飲食（PAMMD）？

結合地中海飲食與亞洲飲食優點的新型態飲食法

　　一聽到龐德飲食，會讓你聯想到誰呢？是007詹姆士‧龐德（James Bond）？還是美麗的龐德女郎呢？俊美的男女主角——打不死的陽光型男和健美女郎，擁有強而有力、健康又窈窕的體態，他們都吃些什麼食物呢？

　　事實上，龐德飲食源自美國心臟及病理專科醫師史提芬‧西奈特，在其二十五年的臨床經驗中，不斷觀察患有高血壓和心血管疾病的族群，發現他們的飲食出了很大的問題。

● 為什麼地中海區及亞洲區的人們較少有心血管疾病？

　　他開始好奇為什麼地中海區（如：法國、德國、義大利、西班牙等）是世界上罹患心血管疾病率最低的區域之一，他發現大量的臨床研究證實，有著每餐食用蔬菜、水果和大量的洋蔥、大蒜，攝取深海魚類與堅果，運用橄欖油製備食物等鮮明特色的地中海飲食，確實對保護心臟和預防冠心病、動脈硬化有幫助。

　　代表亞洲飲食的日本料理使用大量洋蔥，使得日本女性是全世界骨質疏鬆率最低的國家。此外，多食蔬菜、水果和大量食用低升糖指數的黃豆食品，少食紅肉類食物，以綠茶為日常主要飲品，使亞洲人飲食中的抗氧化指數超高，遠低於美國的心血管疾病罹患率。

　　地中海地區和亞洲地區的飲食有許多共同之處，包括：大量攝取蔬果；吃深海魚類；喜愛洋蔥、大蒜；使用堅果、橄欖油等優質油製作食物。

　　西奈特醫師正式呼籲美國民眾，應該學習亞洲人和地中海區國家的飲食生活習慣。他認為美國高血壓協會（AHA, American hypertension association）建議的飲食攝取比例，仍含有高比例的碳

水化合物，主要是因為人們以為醣類食物不像肉類和油脂類食物的熱量高，但是吃下過多的醣類食物卻容易造成體內胰島素劇幅波動，反而會使沒有消耗掉的糖分變成脂肪。

● 駐顏有術的亞洲飲食，連天后都深受影響

我們認為學習亞洲地區和地中海地區飲食方式的理由很簡單：地中海地區的飲食已是科學家公認最健康的飲食方式；而對於西方民眾來說，亞洲地區的女性常常讓他們猜不出實際年齡，有時她們看起來像是二十幾歲的大女孩，事實上已經是三個孩子的媽了。亞洲地區有多處長壽村，例如日本沖繩大宜味村，有多位九十幾歲仍身強體健、還能做粗活的老者，其中，最常被探討的是他們的飲食習慣，研究發現，長壽者每天食用魚、豆腐、海帶和蔬菜，因此成為相當具代表性的長壽、保健方式。

美國搖滾天后瑪丹娜（Madonna）維持巨星風采和良好體能狀況的祕密，除了大量運動外，在飲食計畫中就聘請兩位營養專家擔任她的飲食顧問，其中一位還特別採用日籍營養師建議的亞洲飲食規劃，瑪丹娜十分相信亞洲飲食有駐顏有術的內涵奧祕。事實證明她是對的，二○一六年，五十八歲的她第一次來臺灣演唱，在舞臺上的體力和活力絕對超過比她年輕二十歲以上的歌手。

來自美國的龐德飲食，全名是 The Pan Asian modified Mediterranean diet（簡稱 PAMMD），依字意直翻為「泛亞洲修正地中海飲食」，而我們將之取名為「龐德飲食」，雖取其諧音做為發音，但真正的原因是，希望透過龐德飲食的聯想，讓人們變成自己夢想中的龐德先生或女郎。龐德飲食兼備亞洲飲食的不老元素，以及地中海飲食的強心元素，長期執行龐德飲食計劃，很難不變成健康、美麗的龐德先生和女郎。

為什麼龐德飲食對於現代人通病
──高血壓、高血糖、高血脂有用？

● 代謝症候群為現代人最常見的毛病

　　目前，全世界人數最多的族群是上班族，而上班族當中健康問題比例最多的則為代謝症候群，代謝症候群最具代表性的是「三高」，即高血壓、高血糖和高血脂，也就是在血液生化檢查中，發現到異常偏高的血壓、血糖和血脂。

　　西奈特醫師特別想要預防及改善三高患者的疾病症狀，因此提出了龐德飲食十原則，每一條原則的背後皆有大量的臨床實證與科學研究支持，確實對降低三高及改善心血管疾病有幫助。

　　血液中出現異常偏高的數值，大多是吃進去的食物營養比例錯誤和攝取過量所造成。除此之外，腰圍過大也是代謝症候群典型的表徵，表示大量脂肪堆積在腰腹部。試想身體最重要的五臟六腑都位於腰腹部，外面應該要有肌肉和皮膚層層保護，但是只圍著更多的脂肪，會發生什麼事情呢？

　　會造成體內的血液循環多繞點路（突出的腹部），除心臟變得較費力外，因肥胖細胞變多，身體會愈來愈不敏感，身體對於吃多、吃少、吃好、吃壞的覺察更會隨之降低，造成代謝變得愈來愈差。因此身體會產生較多的自由基攻擊細胞，造成更多的疾病和症狀產生。

　　嚴格說起來，三高並不是病，而是「警示症狀」，是身體啟動自救行動反應，提醒我們要認真照顧自己的身體了。我們來看看為什麼龐德飲食對三高具有直接的影響力？

● 高血壓患者需要多蔬果，以維持血管彈性，並預防心血管疾病

　　以高血壓為例，心臟位於我們的胸腔內，只要我們還有生命力，心臟都會一縮一放地跳動著。當心臟收縮時，血液被壓縮出來打在血管壁

上的壓力，稱為「收縮壓」；而心臟放鬆時，血管的壓力減少，測得的血管壓力稱為「舒張壓」。我們常聽到有些高血壓患者說：「我的第一個血壓（收縮壓）比較高，第二個血壓（舒張壓）還好。」通常收縮壓過高的患者，醫生會建議立即減少食用咖啡、酒或辛辣等刺激性食物，生活上也需要多練習放鬆、抒解壓力。

　　另一種則是舒張壓超過高標的人，多半會出現血管硬化的現象，飲食上喜歡重口味，常以各種飲料代替開水。近代醫學已確定血管硬化和喜食重鹹食物，和煎炸高油食物有關，漸漸失去彈性的血管將使心臟費力壓縮，才能讓血液回流心臟而造成血壓升高，血壓高則使動脈內膜變厚，血管更形硬化，管壁變厚狹窄，產生動脈、心臟、腦部和眼睛等相關病變。因此，需要加強具有維持血管彈性和保護心血管的蔬菜、水果，因為這類蔬果具有超強抗氧化、抗發炎的營養素，同時需注意鹽分的攝取，不輕易使身體水腫、增加血管壓力的負擔，飲食宜清淡再清淡。當然，如果收縮壓和舒張壓兩者皆高，心臟和腎臟都承受莫大的壓力，如果不立即改善生活飲食習慣，將會發生嚴重心血管疾病和腎臟病，包括：腦心血管的中風、洗腎和腎衰竭等。

　　由此可見，不當的飲食造成血壓異常，而適當的飲食可以改善血壓。龐德飲食的十項原則中，第一項原則即建議每天吃五至九份蔬菜和水果，就是針對高血壓患者，也是改善心血管疾病最具代表的原則。

● 低升糖指數飲食，讓血糖不再像坐雲霄飛車

　　二○○二年，糖尿病已成為亞洲的流行病，這些驚人的研究結果不斷提醒我們關注醣類食物對人體的影響。血糖數值居高不下，一如身體泡在糖水裡，細胞和末稍神經長期被糖化，消耗身體免疫力導致慢性發炎，營養很難被運送到所需之處，因而衍生眼睛病變（失明）、大血管病變（中風和心肌梗塞）、腎臟病變（尿毒病與洗腎）、神經病變（足部血液循環不良）等各種併發症。

　　中醫在臨床上觀察到病患有多痰現象時，會嚴格禁止吃水果和甜

點，他們認為「甜入脾，脾生濕，濕生痰」。近代的醫學則確定高含糖食物是促使發炎的燃料，含糖愈高，就需要愈多的胰島素來代謝，人體長時間處於高胰島素的狀態下，不但會造成肥胖，也會讓發炎難以平息。除了餅乾、糕點類的點心或含糖飲料等高糖分食物外，由精製麵粉所製成的食物，如漢堡、貝果、可頌等也含有高糖分，上述食物都是造成體內血糖高低震盪的元兇。有糖尿病家族史、血糖異常者，在飲食上宜多搭配低升糖指數的豆類食物，讓血糖緩升、緩降，保持穩定就能遠離糖尿病及其併發症，而這正是龐德飲食第三原則——多吃低升糖指數的豆類食物。

● 對抗三酸甘油酯和壞膽固醇，交給龐德飲食就對了

我們再來看看高血脂症和飲食的關係，高血脂一般指的是血液中的三酸甘油酯和膽固醇值異常高。三酸甘油酯原本是人體內脂肪，又稱為中性脂肪（Triglyceride, TG），在過量飲食後，沒有被消耗的部分轉變成三酸甘油酯，儲存於人體肝臟和肌肉中，做為備用的能量。血中的三酸甘油酯過高，容易導致肥胖和心血管疾病，而過低時則人顯得較虛弱。三酸甘油酯正常值應為 150mg/dL 以下，當數值超過 400mg/dL 時，在抽血管上，肉眼便可見到有一薄層乳糜浮油；超過 500 甚或飆高到 1000mg/dL 以上時，會誘發急性胰臟炎，需要藥物積極治療，同時也要防止感冒和身體受傷、感染，以免造成生命危險。

人體的膽固醇約 85% 可由肝臟自行生成，其餘部分才由飲食中獲得；而三酸甘油酯過高和飲食有直接關聯，嗜吃甜食也與代謝作用有關，因此，三酸甘油酯過高時，需要立即調整飲食。我們在臨床上請個案實施四週不吃水果和甜食；減少精製澱粉、改吃粗糙澱粉食物，如：糙米、紫米、南瓜、山藥等根莖類食物；多吃含 Omega-3 的脂肪，如：深海魚、亞麻仁籽油，四週後即可見三酸甘油酯不藥而癒且大幅改善；而大蒜和洋蔥則已被證實，對降低三酸甘油酯及膽固醇有幫助。

三酸甘油酯和高密度膽固醇、低密度膽固醇是互相影響，三酸甘油

酯增加，好膽固醇就會減少。因此，單純的先就吃對食物、吃好食物，建立良好飲食習慣，便能將三酸甘油酯，以及膽固醇維持在良好、正常的代謝狀態。

　　龐德飲食第二原則：每天固定攝取富含Omega-3的魚類；第七原則：主食選擇全穀類食物，而非精製澱粉類食物，以及第九原則：大量攝取洋蔥和大蒜，全部都對降低三酸甘油酯和膽固醇有幫助。

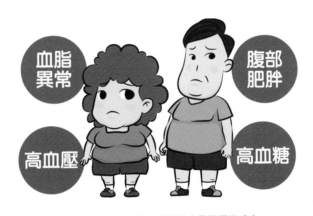

代謝症候群是現代人最常見也最困擾的毛病

不只對現代人的通病有用，更是抗發炎的超級飲食計畫

　　「秘密殺手！發炎與心臟病、癌症、阿茲海默症和其他疾病的驚人關聯性！」這個聳動的標題出現在二〇〇四年二月，美國《時代雜誌》的封面上，而在封面故事裡也提及：「慢性發炎是所有慢性病、退化性疾病與環境疾病的必經之路。」所有慢性與退化性疾病的發生，不管病症有多麼不同，卻都有一個共通點，那就是「誘發的生物機制是一模一樣的」。至今十三年來，醫學家和科學家們也一再確定，三高代謝症候群的主要成因確實和發炎有關。

　　當時的醫療從業人員還無法理解，這個和大多疾病有著驚人關聯性的毛病要如何因應。當時，在飲食對策上，仍多半停留在「頭痛醫頭，

腳痛醫腳」的飲食治療模式。比方說，高血壓的飲食原則為宜少鹽、少油、多清淡，痛風者飲食則需限高普林食物，膽固醇過高則限制含膽固醇高的飲食。

● 一旦忽視體內發炎現象，小毛病恐將成為大疾病

　　體外受傷產生的發炎顯而易見，因為可以觀察到紅腫熱痛的發生，受傷的傷口讓身體產生應變反應，啟動白血球聚集在傷口，準備消滅伺機入侵的細菌，暫時發燒的目的在防止細菌增生，這使得傷口附近的組織彷如戰場，敵我廝殺之下產生紅腫，也提醒我們細心照顧傷口，儘量不碰水、少吃煎炸食物，多休息並防止感染。

　　體內會發炎嗎？答案是肯定的。如果我們任由壓力影響我們的情緒起伏，毫不顧慮地讓心臟承受過度的緊張、生氣、煩燥，也毫不節制地吃高糖、高油、煎炸食物，讓自己體重慢慢增加、腰圍變大，加速血管硬化、血壓升高，心臟持續接受刺激、用力壓縮，使得血管壁受到較大血液衝刷，血管壁上會產生衝刷刮痕，一如身體受傷的傷口，將會啟動發炎反應來應變，激發白血球和血小板聚集在刮痕傷口，以避免感炎和出血。

　　這時，如果再加上飲食多糖、多脂肪，食物小油滴將慢慢堆積於此，一段時日後，血管中的斑塊於焉形成，默默地將其阻塞住。體內的發炎是慢慢生成的，如荒野點點小火，平日小燒沒有什麼大感覺，偶而火氣大了些，開始產生莫名的不舒服，就怕來場大火，燒得身體遍體鱗傷、體無完膚。因此，在可以滅火時，即應當不留灰燼。

● 抗發炎的龐德飲食原則，保護細胞不受自由基迫害

　　肥胖是身體發炎的關鍵推手，美國飲食協會（ADA, American Dietetic Association）發言人珍妮·莫羅指出：只要比標準體重超過九公斤，身體就處於「促發炎」（pro-inflammation）狀態，其中尤以脂

肪變大而累積在內臟周圍的「內臟脂肪」危害更甚。凱塞普門能特醫療中心（Kaiser Permanente）流行病學資深研究員伊里・瓦倫解釋，內臟脂肪啟動體內的化學反應，促使白血球活化，更加劇發炎。

　　龐德飲食十原則，每一項原則皆指向抗氧化、抗發炎，保護細胞能夠抵擋自由基的迫害。每項原則對應的食物，在臨床實證上都具有抗發炎的功用，是抗炎、滅火的超級飲食計劃。

什麼是自由基？

帶有不成對電子的分子／離子，也就是帶有奇數電子的分子／離子，處在不安定的狀態，會搶奪別的分子的電子，來讓自己變成穩定的分子。被搶奪電子的分子變成不穩定的自由基，也會去搶奪其他分子的電子，這樣的狀況會形成連鎖反應。體內自由基存在時，會競爭迫害健康細胞的成對電子，使細胞失去正常功能加速老化，甚至破壞遺傳 DNA，造成突變，引起各種疾病並影響代謝。

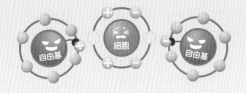

自由基會奪去正常細胞的電子，進而引起各種疾病

實作二千次以上的經驗，如何更適用於一般人？

　　若問一般人健康飲食原則是什麼？多數人幾乎會馬上回答：少油、少糖、少鹽。想要健康的人，卻很少遵守這樣的飲食原則。為什麼不這麼做呢？因為聽起來就覺得這樣的食物好像很難吃，沒有什麼味道，還不如不吃，畢竟吃是一種享受，人們並不想被剝奪。

　　而且現代人多外食，選擇上幾乎沒有少油、少糖、少鹽的食物，除非自己動手做。但什麼都用燙的、煮的、蒸的，不加任何調味料，這樣的飲食真的算健康嗎？

● 健康飲食能否長期執行，全看料理是否美味

　　每當我們接收到健康飲食的資訊、食譜，或是新的飲食原則時，我們會注意並且將它記在心裡，想到就照著實踐一段時間，但大多時候只讓它成為知識，或是飲食原則而已。面對正確的飲食原則，多數人都知道但做不到，原因在於對健康飲食的印象幾乎等於「不好吃」，內心直覺想抗拒。

　　還記得，我們一開始接觸龐德飲食十大原則時，只是為了查閱美國心臟科醫師史提芬．西奈特，二十五年來診療高血壓患者的臨床實錄。西奈特醫師持續觀察患者們的飲食，即使依循美國高血壓協會建議的高碳水化合物、低油、低蛋白的飲食計畫，仍無法真正改善高血壓、心臟血管疾病的罹患率。

　　他從大量研究報告中，看到亞洲及地中海地區的飲食習慣，發現有助改善人體心血管疾病的十大共同點，經過整合提出完整的飲食建議。在其提出的十大原則中，首先讚許亞洲和地中海區共同熱愛多量的蔬果，並特別提到二大區的飲食皆運用大量的洋蔥和大蒜。

　　團隊中的袁營養師，適巧在週末看完西奈特醫師的十大飲食建議，很少下廚的她決定動手實踐，沒想到簡單的一鍋咖哩，就能包含十項原則。

　　原來，龐德飲食的第一項原則，就是攝取大量蔬果。她毫不猶豫地把咖哩中常會使用的紅蘿蔔、馬鈴薯切塊；而第九項原則是攝取大量洋蔥和大蒜，她將三大顆切塊洋蔥、一大把拍碎的蒜頭，加入咖哩中。

　　為了符合第六項原則：攝取適量的紅肉。袁營養師將豬五花肉切塊，再運用符合第八項原則的橄欖油快速爆炒以上食材二至三分鐘，然後加入適量的水，用小火慢煮。試吃後，才發現原來健康飲食也可以那麼美味，體悟到好吃才是可以讓人持續實踐的第一要點。

　　從此以後，袁營養師堅持自己做早餐已經十年，而且完全符合龐德飲食原則，至今已超過二千次實作。袁營養師也表示，雖然她的家人一天僅吃到一次龐德餐，但數年來的身體檢查少有異常數值，身心狀況穩

定、良好。正因為自己和家人受益良多，所以她才能持續維持這個習慣。

　　我們團隊幾乎都是上班族，深知工作忙碌、沒有時間做飯的苦惱，而且多數人家裡人口簡單、不容易採買食材，因此開始針對現代人的生活型態，發展出美味健康、又簡單易做的龐德餐。

● 生動、健康又兼具美味的龐德飲食，讓人一吃就愛上

　　二〇一二年，我們團隊已將龐德飲食計畫發展成為一門健康促進的體驗課程。至今推動至企業職場已超過百場活動，期望幫助更多人落實龐德飲食的核心原則：吃對食物（符合代謝型態）、吃好食物（新鮮完整、不加工）、低溫烹調（或無油煙烹調）。

　　推動龐德飲食計劃頗為辛苦，除了靜態的主題健康講座，要講得生動有趣外，實際將菜餚帶至現場，更是從採買到清洗、製備，烹煮、調理食材，常有大陣仗出現；每場活動少則二十人，多至二百人，在反覆調整執行上百場後，龐德飲食 DIY 教學講座已成為可以標準作業化的體驗課程，因為課程有創意，龐德食物又美味，因此很受公司企業喜愛。

　　每次看到學員吃著以無油煙料理方式製作的龐德餐，身體在當下便能立刻因為吃到好食物而非常愉悅，也漸漸相信健康的飲食才是真正的美味，並愛上這樣的飲食方式，這種種都讓辦理龐德飲食 DIY 教學愈來愈不以為苦，我們在此時也和大家一同享有正向幸福的能量。

　　多年來，我們收到許多學員和讀者的見證分享，有些人只是在生活中按照龐德飲食十原則進食，短短二至四週就有很大的健康改善，包括：血糖和血壓降低；精神和睡眠品質變好；家人跟著一起吃龐德餐，即使服用藥物控制仍不理想的尿酸數值，也變得比較正常。甚至 Spa 業者在各店推動龐德餐，並將龐德經典沙拉命名為「女神餐」，顧名思義是吃了「女神餐」，將有如同女神般萬人矚目的美麗、光采（本餐介紹於「沙拉 ‧ 前菜篇」P.102）。

　　以下介紹幾位學員的心得，以及實際執行龐德飲食後的成效。

CASE 1　參加兩次代謝甩脂班的減重結業感言

● 張女士，五十八歲

　　上課後才體會這個課程對我的影響不僅僅是減重。龐德飲食與健康生活的觀念，讓我知道原來以前都吃錯食物、吃錯時間、吃錯比例。上了龐德，讓我不僅僅想要甩掉肥胖，還要甩掉三高、甩掉藥物，更要健康美麗的活著。龐德讓我重回年輕的感覺，讓我恢復自信。
2016/12/26（第一輪代謝甩脂八週班）

　　今天到北醫門診看報告，醣化血色素 5.7，膽固醇也降很多，醫生少開了兩種藥！現在只要吃一顆高血壓＋一顆糖尿病的藥（本來吃兩顆糖尿病的藥）！謝謝龐德廚房改變了我的飲食習慣！同學們加油，只要照著龐德的功課一週週按步就班走下去，一定可以達標的！
2017/07/20（第二輪代謝甩脂八週班）

CASE 2　最在意的好膽固醇被龐德飲食拉高，太神奇啦！

● 趙先生，五十歲，資訊部門主管

　　六年來，一早需赴桃園上班，沒有時間做早餐，故每天早上吃麥 x 勞得來速早餐。體檢報告顯示有四項紅字：飯前血糖、醣化血色素、高密度脂蛋白膽固醇（又稱「好膽固醇」），hs CRP 高敏感度發炎指標。

　　趙先生驚覺自己已步入中年，體重過重又有三高的壓力，因此想要學習正確的運動，並決心改變飲食生活習慣。經過學習龐德飲食的吃對食物、吃好食物等十大原則飲食計劃，並且開始做龐德早餐給自己，也給家人吃。八週後，數值明顯改善了。

　　以下是趙先生的分享：

謝謝 Belle 老師 & 代謝飲食！

3/26 四大紅字→ 5/21 一個

飯前血糖（AC Sugar）H 108 → H 101　及格邊緣（<100）

糖化血色素（Hb A1c）H 6.3 → 5.7　及格了！

高密度蛋白膽固醇（HDL-C）L 37 → 47　及格了（>40 及格 >60 最好）

hs（高敏感度）CRP 發炎指標 H 0.515 → 0.063　及格了（<0.33 mg/d1）

以下應該是 5/1 自行停掉降血脂藥的效果，拉回來，但仍遠離及格線

三酸甘油酯（TG）90 → 101（<200 及格 <150 較好）

總膽固醇（T-CHOL）140 → 176（< 200 及格 <160 較好）

低密度蛋白膽固醇（LDL）77 → 95（<130；醫生要求 <100）

（PS: 低密度蛋白膽固醇 5/6 醫院驗血 67.4 醫生嚇一跳）

hs（高敏感度）CRP 發炎指標：過高者（> 0.33 mg/d1），小於 1.0 mg/L 低度風險，1.0～3.0 mg/L 屬於中度風險

我自己比較在意「高密度蛋白膽固醇（HDL-C）」一直拉不高！太神奇了！

CASE 3　龐德經典沙拉應該正名為「女神餐」

　　龐德經典沙拉被稱為「女神餐」的理由，緣自我們長期舉辦的八週甩脂班，其中第三週以抗氧化降三高為訴求的龐德飲食。我們以龐德飲食的十項原則製作餐食，力求美味與健康，讓三高和減重者也能享受大口吃好食物，又不胖的一個飲食計劃。我們的學員在學習龐德餐的製作以後，一直到課程結束，多以龐德餐來達到減腰減脂的目標，在大餐後也會以龐德沙拉來調整平衡身體代謝，於是漸漸發現自己皮膚變好變光滑，排便順暢，三高數值也改善，晚上好眠，肝火下降，隔天因為水腫消除而有體重下降的成果，整個人變得窈窕美麗彷如女神，讓人覺得不

可思議，驚呼連連。因此，乾脆以「女神餐」來稱呼龐德經典沙拉。至於為什麼叫做經典沙拉，可以翻閱本書 PART 4 的「沙拉 · 前菜篇」，第一道沙拉正是龐德經典沙拉！

2. 吃出食物力量的十大關鍵

龐德飲食的十項原則

　　龐德飲食的十項原則其實很好記，有八「要」、二「少食」。我們先談談二「少食」：原來是少肉、少奶類。這並不代表龐德飲食是素食，在亞洲飲食與地中海飲食中，很少攝取牛、羊、豬等紅肉，而是從魚類、豆類等食品來攝取優良蛋白質。經實驗證實，長期大量攝取紅肉及動物性脂肪會提高罹患腸癌、乳癌的風險，增加血管堵塞的機率。若平時已食用過多紅肉，可以搭配大量蔬果來緩和它們對身體的傷害。但如果你的代謝型態是屬於「蛋白質型」（請在本書 PART 2 的代謝型態迷你檢測結果為蛋白質型者〔 P.71 〕進一步了解），則不受此原則限制。

　　在亞洲飲食與地中海飲食中，並不強調攝取乳製品。乳製品，特別是牛奶，常是造成人體過敏的來源，且內含過多「甲硫胺酸」（胺基酸的一種），會增加罹患冠心病、中風和周邊血管疾病的風險。如果要喝牛奶，每天應以二百四十毫升為限，並以單一牧場、單一乳源的好品質牛奶為主。

　　龐德飲食的十項原則及益處，每項原則皆獲有臨床實證和極大量科學研究支持。接下來，我們談談八「要」是哪些原則。

1 每日攝取五至九份蔬菜、水果
　　蔬菜與水果是自然界的超級食物，不但便宜、美味，還富含大量有效預防疾病、促進健康的光合營養素，如：β 胡蘿蔔素、維生素 C、E，

以及礦物質、纖維質等。

研究證明，大量攝取蔬果，可以降低罹患重大疾病（如癌症、心臟疾病、中風等）的風險及死亡率。因此，在龐德飲食十項原則中，蔬果最具關鍵地位。

2 每日固定食用一個手掌大小的深海魚類

魚肉中含有優質蛋白質，而魚油中的「Omega-3 脂肪酸」更是難得珍貴。魚油雖然也是動物性油脂，但與一般動物性油脂不同的是，魚油是高品質油脂。

以愛斯基摩人為例，雖然他們以肉類（海洋動物與魚類）為主食，但罹患心血管疾病的比例卻比西方國家少得多，這都是魚油的功效。

此外，經由科學證實，魚油可有效降低血脂肪、減緩發炎症狀及預防血栓的形成。

3 每日攝取低升糖指數的豆類食品

對於有高血壓、糖尿病家族病史的人來說，「豆類食品」是最佳的植物性蛋白質來源，就連素食者也多以豆類食品作為蛋白質的攝取來源。

常見的豆類食品包括以黃豆製成的豆漿、豆腐、納豆等；而黑豆、毛豆也可搭配在一般配菜中，讓飲食種類更為多樣化。一份關於日本女性的研究顯示，飲食中攝取黃酮、異黃酮愈多（主要來自洋蔥、豆腐），體內壞膽固醇（LDL，低密度脂蛋白膽固醇）就會愈低。

4 攝取含豐富脂肪酸的堅果類和種子類食物

堅果類及種子類食物中，含有豐富維生素 E、食物中少見的優良植物油脂、蛋白質和纖維。適量攝取，可有效抑制飲食中膽固醇的吸收。

肚子餓時，選擇堅果類、種子類食物（如杏仁果、核桃、南瓜子等）作為零食，絕對是最美味、健康的選擇。

5 主食選擇全穀類食物，而非精製澱粉類食物

在龐德飲食中，我們極力倡導以「全穀類」為主食，也就是選擇保留整顆完整營養的穀類（如糙米、五穀米、全麥麵包等）。

精製過的澱粉類食物（如白米、白麵條等）雖然口感滑嫩，但原先包含在穀糠、胚芽裡的維生素、礦物質與纖維質卻被丟棄，剩下的僅是熱量來源的澱粉。

此外，選擇全穀類食物作為主食，不僅可以預防心臟病與部分癌症，還能降低罹患疾病的風險。以口感來說，全穀類食物不但有嚼勁，也比精製食品更加美味呢！

6 多攝取初榨冷壓橄欖油

橄欖油是單元不飽和脂肪酸，提供人體健康的膽固醇指數，並有助減少心血管疾病的發生，比起一般市售的沙拉油、葵花油，橄欖油更易於吸收，對身體健康也更有幫助。

在選購橄欖油時，一定要認明初榨冷壓橄欖油（Extra Virgin Olive Oil），這是橄欖採收後第一道壓榨所得到的油，由於完全沒有經過加工精製，因此所含營養最豐富，品質最佳。料理時，可將橄欖油直接淋在生菜上，再加些許香料調味，就是道地的龐德美食。

7 大量攝取洋蔥及大蒜

洋蔥及大蒜不但具有強化心臟的抗氧化能力，也是地中海飲食的要角。大蒜具有降低膽固醇、殺菌、強化心臟等功能，可以防止血液凝結，稀釋血液濃度，降低血壓。

大蒜及洋蔥皆含豐富硫化物，可幫助身體代謝致癌物質、對抗發炎、有效降低高血壓，而洋蔥也被視為預防骨質疏鬆最有效的食物。所以，從現在開始，試著在飲食中加入洋蔥及大蒜來調味吧！

8 適量飲用紅酒或綠茶，可獲取豐富的多酚類

研究公認，適量飲用紅酒及綠茶，有助抵抗冠心病。它們都能抵抗

傷害人體的自由基，對於預防心血管疾病的功效亦很卓著。有關兩者的研究報告更是多不勝數，從抗老、抗癌、預防高血壓、降低膽固醇、提高免疫力等數之不盡。因此，從現在開始，請減少飲用咖啡，並改喝綠茶，或在餐中適量飲用紅酒。

● **進入龐德飲食的生活，讓自己成為迷人的龐德先生、女郎吧！**

看完龐德飲食十項原則後，你是不是也發現龐德飲食的主要訴求是以新鮮、完整、天然，對身體有益的食物為主軸。此外，在烹調部分也不建議利用煎、炒、炸等，容易造成食物營養素流失的方式，而是以清洗、切、煮、蒸、烤、拌食等簡單製備方式進行，因為唯有如此，我們才能攝取到最天然、完整的營養，提供身體最優質的營養來源。

在本書中，我們對應每一原則，設計整套可以自己在家 DIY 的簡單食譜。「PAMMD 龐德飲食」是飲食習慣，也是生活態度，它代表你善待自己的身體，給它最需要的養分，因此身體自然也會回報你，呈現最健康的功能。再怎麼忙碌，每天都要「龐德」一下！歡迎與我們一起認真過龐德生活，你我都可以是迷人的龐德先生、龐德女郎哦！

代謝型態龐德飲食十項原則

1 每日攝取五至九份蔬菜、水果
2 每日固定食用一個手掌大小的深海魚類
3 每日攝取低升糖指數的豆類食品
4 攝取含豐富脂肪酸的堅果類和種子類食物
5 適量攝取乳製品（每天以二百四十毫升為限）
6 減少食用紅肉及動物性脂肪
7 主食選擇全穀類食物，而非精製澱粉類食物
8 多攝取初榨冷壓橄欖油
9 大量攝取洋蔥及大蒜
10 適量飲用紅酒或綠茶，可獲取豐富的多酚類

輕鬆執行的三個小撇步：新鮮蔬果、魚肉、生大蒜

每餐都要徹底做到龐德飲食十原則，才算是龐德先生和龐德女郎嗎？

● 只要食材符合十原則，就是美味的龐德餐

龐德飲食最具代表性的三項原則：每天吃五至九份新鮮蔬果、攝取手掌大小的魚肉、餐餐佐二至三瓣生大蒜或洋蔥。是不是很簡單呢？盡你所能的將龐德飲食十原則的「二少食」和「八要」應用在自家備餐，落實在購物和採買食材、外食點餐中。如果在採買時，所購買的食材符合十原則，那麼做出來的餐食就是龐德餐。

外食族若能從密密麻麻的餐館菜單中，優先選擇符合龐德十原則的菜，那麼吃到的就是可以保護心血管和遠離三高、抗發炎的飲食，這樣一來，不但能夠享受美味，也能放心大口吃以獲得健康，何樂而不為呢？

能否落實龐德飲食的關鍵在於購物。選購食材前，請先檢視家中冰箱及食品儲藏櫃，再依下述的「龐德飲食購物原則」列好清單，就可避免不必要的囤貨以及金錢的浪費。

● 把握龐德飲食購物原則，就能夠開心購物

讓你的廚房充滿新鮮食物及美味，並讓這些食物使你保持理想體重和穩定的血糖、血壓並不是困難的事。當你準備上超市購物時，我們可以一項項檢視和選擇：

1 新鮮蔬果類

購買時，儘量靠近生鮮食物區的冷藏櫥櫃，就會發現有非常多選擇，像是洋蔥、大蒜、芹菜、深綠色的葉菜類、檸檬、蕃茄、黃瓜、當

季蔬果等。別忘了，儘可能選擇安心農法栽種或有機認證的蔬果，而當季盛產的蔬菜和水果則是第一優先採購。

2 新鮮肉品類

　　選擇各種肉類（雞、牛、豬、羊）時，儘可能確認是沒有受到污染的肉品，特別是在有肉品相關疫情發生時，按照政府單位或專家學者的建議，選購和烹煮。近年來，亞洲地區禽流感疫情頻傳，雞肉的選擇一定要特別注意是否受到抗生素或病毒的污染，選擇貼有「有機認證」或「國家 CAS」標示的肉品，會比較安全。對於三高患者而言，豬、牛等（四隻腳）紅肉類肉品，主要是含動物性飽和脂肪，需要適量或限量食用。魚類則是非常好的肉品食物，如果確定今天晚上要吃魚，在超市購買時，可以考慮在魚販部選擇新鮮的魚類。切記！冷凍過久的魚，雖然還在保存期限內，還是會傷害原來的風味和肉質結構。

3 奶製品和雞蛋

　　我們並不建議攝取過多的奶製品，因為牛奶中的甲硫胺酸是形成同半胱胺酸的先驅者，同半胱胺酸如果過多時，在體內可能會導致冠心病（一種心臟病）、中風和周邊血管疾病。所以，如果一定需要奶製品，試著購買來自單一牧場乳源的牛奶，或者有機認證的奶製品，也可以買些有機起士和安全認證的新鮮雞蛋。基於近年來禽流感的盛行率提升，建議購買經過清洗、消毒、風乾過的「洗選蛋」，並能煮熟食用以避免病毒感染。國內有業者針對雞蛋從生產到養殖到消費者食用，提出「產銷履歷紀錄制度」，不管在超市、量販店和批發市場都能購買到衛生安全的雞蛋。

　　（資料來源：http://www.shihanfarm.com.tw/FTS.asp 石安牧場）

4 罐頭食品及調味品

　　琳琅滿目的食品區通常會讓人興奮不已，因為裡面有多數人最喜歡的東西，如零食、餅乾、果汁等，這一區還包括加工製品和罐頭食品。

不過，建議採購者深吸一口氣後快速走過，一定要忍耐並摒除這些誘惑，很快取得該買的傳統式燕麥片、有機五穀米、冷壓橄欖油、芝麻油、綠茶包等；如果真要購買罐頭食品，只選購以橄欖油或水加工製成的鮪魚、鮭魚罐頭，因為這些遠洋大型魚類常在捕獲時，為了保存很可能在當地就處理裝罐，為方便可食的食品。至於調味醬料，香菇類佐醬可以購買。最後選擇一些有品牌的醋、紅酒、香料（胡椒、五香粉、八角、茴香等），或有機植物香料（羅勒、薄荷、荷蘭芹等），可以加在你的沙拉裡，或者和食物一起烹煮。

切記，龐德飲食的購物原則就是：

- 新鮮永遠是最好的，提供你美味和營養。買新鮮而非加工過的食材，愈新鮮愈好。
- 不過度購買調味料。避免在烹調食物時，加入過多調味料。
- 詳細閱讀食品標籤，避免含糖、含鹽和防腐劑食品。
- 不買「白色」食物，或將購買量減至最低。如白米、白麵粉、白糖、白麵條、速食麵（泡麵）、白麵粉做成的餅乾（夾心餅乾、奶酥餅乾）等。
- 下定決心拒絕罐頭類食品。如速食調理包、濃湯罐頭、醬菜醃製類罐頭、肉醬罐頭，以及各種口味的沙拉醬、麵醬等。

現在，知道該買些什麼了吧！想吃到優質食物一定要先有「選購好食物」的能力。

其實，在每天的飲食中都充滿眾多不健康美食的誘惑，想要百分之百達成龐德飲食計畫的原則，在一開始並不容易，但是當你學得知識，身體從中得到益處時，你將會知道剛開始的不便或捨棄是值得的。

如果你真的吃下不健康的食物時，也別忘了補充些抗氧化劑，像各種維生素、礦物質，來保護自己的身體。還記得前面提到的自由基嗎？別讓身體因為吃進不健康的食物而造成過多自由基，形成對身體的危害，抗氧化劑可以保護組織細胞去除自由基。

購物要重質也要重量，雙手是最好的行動秤
學會用手掌簡單判斷魚、肉、蛋、豆類食物的攝取分量

在這裡，我們一起學習利用自己的手（包括手指和手掌）做為日常生活中衡量食物分量攝取，以及購買分量的參考。以魚、肉、豆、蛋類來說，我們可以這樣來衡量：
我們通常以手的食指和中指合併，它們的長、寬和厚度做為一份魚、肉、豆、蛋類的分量，無名指和小指合併可以是一份，大姆指加上魚際的部分可以是一份，剩下來的部分可以是一份，所以整個手指和手掌加起來是四份的魚、肉、豆、蛋類。
平均一位成人一天需要約一個半手掌分量的魚、肉、蛋、豆類食物；仔細觀察一下，現代人的飲食過剩，有時一個聚餐宴會，很容易就吃下去好幾個手指和手掌的魚、肉、豆、蛋類食物，你也是嗎？

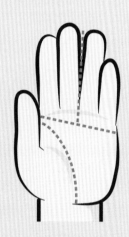

利用手掌判斷食物的分量

利用你的手，判斷飲食分量
吃水果等於吃了蔬菜嗎？

一般人會把蔬菜與水果歸在同一類的食物，認為它們是一樣的，但這並不正確。
龐德飲食不鼓勵攝取高比例的水果，因為蔬菜與水果雖然都含有豐富的維生素、礦物質，以及強力的抗氧化能力來對抗自由基，但不一樣的是，水果的糖分明顯偏高，只要比較一份燙青菜和一份水果在熱量的差別即知。
水果當中的糖分，會迅速拉高體內的血糖，長期下來，反而會造成脂肪的囤積，以及胰島素抗性的產生，提高慢性病發生的機率。如果沒有適當的節制比例，看似健康的水果也會成為健康的殺手。
從現在開始，請記得，五蔬果最好的比例是蔬菜三比水果二，這樣的分量對身體是最有益處的。除此之外，如果有高血糖（糖尿病）、高膽固醇、高三酸甘油酯的問題，那麼更要減少水果的分量，在療癒期時，五份蔬果當中，只能有一份水果，或五份都是蔬菜，以免身體的症狀更加的惡化。

蔬菜類

將整個手指和手掌張開，大小剛好是一個咖啡杯盤子的面積時，此時放在
這個盤子上的蔬菜量（不超過盤子），就是一份蔬菜的分量。

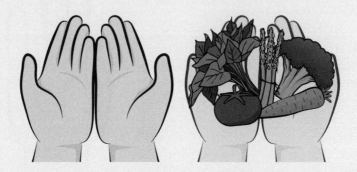

每天應攝取足夠的蔬菜，才能保持身體健康

水果類

將整個手指和手掌剛好包握住一個水果的尺寸時，就是一份水果的分量；
像葡萄、櫻桃、聖女蕃茄的大小，約十三顆為一份水果。

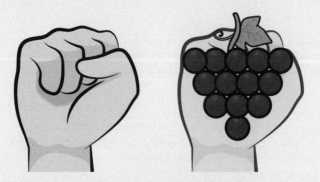

每天攝取的水果不宜過多，以免吃進太多糖分

拒絕黑心食物，先搞懂食品標示

　　根據食品藥物管理署發布，食品的營養標示更新，新版的標示方式將從二○一五年七月一日正式上路。

包裝食品營養標示格式（一）

營養標示		
每一份量　公克（或毫升） 本包裝含　份		
	每份	每 100 公克 （或每 100 毫升）
熱量	大卡	大卡
蛋白質	公克	公克
脂肪	公克	公克
飽和脂肪	公克	公克
反式脂肪	公克	公克
碳水化合物	公克	公克
糖	公克	公克
鈉	毫克	毫克
宣稱之營養素含量	公克、毫克或微克	公克、毫克或微克
其他營養素含量	公克、毫克或微克	公克、毫克或微克

包裝食品營養標示格式（二）

營養標示		
每一份量　公克（或毫升） 本包裝含　份		
	每份	每日參考值百分比
熱量	大卡	%
蛋白質	公克	%
脂肪	公克	%
飽和脂肪	公克	%
反式脂肪	公克	*
碳水化合物	公克	%
糖	公克	*
鈉	毫克	%
宣稱之營養素含量	公克、毫克或微克	% 或 *
其他營養素含量	公克、毫克或微克	% 或 *

「每 100 公克/毫升」： 容易快速比較兩項商品熱量與營養素含量的差異，選購最適合自己的產品

「每份」： 可清楚得知每次會吃進多少熱量及營養素

「每日參考值百分比(%)」： 了解食品熱量及營養素佔每日所需的百分比，方便控制食用量，或挑選更健康、適宜的產品

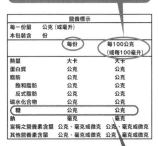
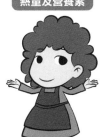

強制標示糖含量： 產品必須標示食品本身與額外添加的含糖總量，方便民眾控制每日糖分攝取量

● 營養標示格式變更

　　營養標示格式由五種縮成二種計量方式；一般食品可任選一種格式標示之；未滿一歲嬰兒食用之食品，應以格式（一）標示；食品型態為錠狀、膠囊狀（不包含糖果類食品）應以格式（二）標示。

　　包裝食品營養標示格式（一）：營養標示需包含「每份」及「每一百公克／毫升」。

　　包裝食品營養標示格式（二）：營養標示需包含「每份」及「每日參考值百分比（％）」。

　　1 營養標示以「每份」表示，是考量消費者飲食習慣與食品型態，將一次食用量訂為每份量，讓消費者清楚又方便地得知每次會吃進多少熱量及營養素。

　　2 營養標示以「每一百公克／毫升」表示，讓消費者比較同質性產品時，容易快速比較兩項商品熱量與營養素含量的差異，選購最適合自己的產品。

　　3 營養標示以「每日參考值百分比（％）」表示，消費者能知道自己吃進去的食品熱量及各項營養素含量，已達每天所需要量的百分比是多少，藉以控制食用量，或是挑選更健康、適宜的產品食用。

● 強制標示糖含量

　　新版標示的重點在於業者必須將產品中額外添加的糖量，以及食材本身原有所含的糖量，全部加總後標示，而不是僅標示添加量而已。消費者可以透過清楚的標示資訊，了解並控制自己每日糖的攝取量，在世界衛生組織（WHO）所建議的在總熱量 10% 以下，也就是每天糖的攝取總量不超過五十公克，甚至可以達到 WHO 認為更理想每日糖攝取量在總熱量 5% 以下（即每天糖的攝取不超過二十五公克）的建議。

（資料來源：食品藥物管理署）

拒絕黑心食物，認識食品標章

　　近年來，食品安全問題層出不窮，到底要怎麼樣才能吃得安心？在選購食品、農產品時，建議優先選購有「標章」認可的產品，品質較有保障。以下列舉幾種常見的食品標章給大家參考，在選購時，就能夠輕鬆找出品質優良、衛生安全的產品。

圖示	標章名	說明
	健康食品標章	經審查，且具有保健功效的健康食品。
	食品 GMP	確保加工食品的品質與衛生。
	正字標記	產品需符合國家標準品質規定。
	鮮乳標章	百分之百由生乳產製的國產鮮乳。
	屠宰衛生檢查合格標誌	經過屠宰衛生檢查合格的屠宰產品。
	SNQ 國家品質標章	為健康保健服務與產品專用標章，並針對營養保健食品類、化妝品類、醫療院所類等八大類產品提供民眾安全與品質的健康保證。
	CAS 台灣優良農產品證明標章	確保國產農產品及加工品的優良品質。
	有機農產品標章	確保農產與其加工品符合有機規範。
	產銷履歷農產品標章	可追溯農產品來源、安全性、產銷相關資訊。
	GGM 羊乳標章	代表國產羊乳新鮮、純正、無污染的品質。
	國產蜂產品證明標章	代表國產蜂產品的品質、安全符合國家標準。

3. 打造你的龐德飲食廚房

春夏秋冬，只吃當季食物

讓吃成為一種享受！

養生保健最簡單的方式之一，就是只吃當季盛產的食物，新鮮、便宜又好吃，不但具有經濟效益，營養成分更加分，為自己提供均衡的營養，享受飲食的樂趣，堪稱是加倍奉還的健康投資。

● 為什麼龐德飲食強調要吃當季食物，才能獲得健康？

臺灣有美麗寶島之稱，正是因為一年四季氣候變化怡人，非常適合各式蔬果栽種和生長。在老一輩中，有流傳這句話：「正月蔥，二月韭，三月莧，四月蕹，五月瓠，六月瓜，七月筍，八月芋，九芥藍，十芹菜，十一蒜，十二白。」

雖然現今世界貿易及食物保存技術的發展，使我們可以買到任何季節的農產品，但若能依循老祖宗生活智慧所累積下來的常識──只吃當令食物，確實能發現食物的豐盛、美味，而其中所含的營養素和能量，都是非當季食物無法媲美的。

龐德經典沙拉內含二十七種食材，扮演主要角色的美生菜在每年十月到隔年二月均為盛產期，這段時間吃到的美生菜清甜、香脆，不加任何醬料和調味料，僅是單吃都能讓人驚豔無比，能讓龐德經典沙拉呈現完美、令人難忘的滋味。

素有「龐德三兄弟」之稱的大蒜、洋蔥、香菜，其中大蒜的故鄉在雲林元長鄉，我們總在盛產期向在地農民採購，讓龐德飲食第九條原則，不只吃大蒜、洋蔥，更堅持吃當季盛產。新鮮就是美味，在適合的季節栽種的蔬菜，往往可以生長良好，比較不會有病蟲害的問題，也可以吃得較安心。

大多數生活於都會的人對「當季」的概念較為模糊，在超市和大賣場的冷藏展示櫃擺放的蔬菜，除了在地，還有多種進口蔬菜。有一段時間，我很喜歡運用進口生菜讓龐德沙拉的顏色和口感千變萬化，後來因為忙碌，忘了要儘快將蘿美生菜吃完，卻意外發現這蔬菜放一個月，竟還青翠可口，從此幾乎不買進口蔬菜了。

進口蔬菜為保持青翠外觀，需經過製造、加工、包裝、運輸、配銷等過程，然後以冷藏保鮮的方式販售，過程會產生大量的溫室氣體，對環境造成深遠影響。在愈來愈需要落實環保生活的現今，食用在地、當季的新鮮蔬果，已是一項基本又重要的環保原則。

學習吃當季蔬菜一點也不難，常常走逛菜市場，仔細觀察蔬菜的外觀，是否特別新鮮、色澤飽滿，並試著與菜商交流以認識蔬菜種類，問問他們現在有哪些蔬菜大收，了解當下最盛產，也最便宜的蔬菜後，你也可以成為春夏秋冬都只吃當季食物的達人。

臺灣常見水果產季

	1月	2月	3月	4月	5月	6月	7月	8月	9月	10月	11月	12月
桶柑	●	●	●	●								
西瓜					●	●						
梅			●	●	●							
茂谷柑	●	●	●								●	●
荔枝					●	●	●					
鳳梨釋迦	●	●	●	●							●	●
百香果					●	●	●	●	●	●		
瓦崙西亞		●	●	●								
葡萄	●	●			●	●	●	●	●	●	●	●
火龍果					●	●	●	●	●	●	●	●
美濃瓜 *	●	●	●	●	●	●	●	●	●	●	●	●
小蕃茄	●	●	●									●
桑椹				●	●							
金煌芒果					●	●	●	●				
玉荷包					●							

	1月	2月	3月	4月	5月	6月	7月	8月	9月	10月	11月	12月
土芒果			●	●								
香蕉 *	●	●	●	●	●	●	●	●	●	●	●	●
楊桃	●	●	●							●	●	●
草莓	●	●	●									
枇杷	●	●	●	●	●						●	●
李子			●	●	●	●	●	●				
蓮霧	●	●	●	●	●	●	●					
番石榴 *	●	●	●	●	●	●	●	●	●	●	●	●
金棗		●	●	●								
甘蔗	●	●	●	●	●					●	●	●
水梨								●	●			
文旦柚								●	●	●		
鳳梨						●	●	●				
檸檬						●	●	●				
龍眼							●	●				
釋迦	●	●					●	●	●	●	●	●
酪梨							●	●	●	●		
蜜桃						●	●	●				
高接梨						●	●	●				
洋香瓜							●					
荔枝					●	●	●					
明尼桔柚	●	●										
橘子	●										●	●
柳丁	●										●	●
木瓜								●	●	●	●	
蜜棗	●	●										●
虎頭柑	●	●									●	●
愛玉子										●		
臍橙									●	●	●	
橄欖										●		
大白柚										●	●	
柿子									●	●	●	

（資料來源：農業知識網／農糧署）

註：* 字記號全年皆為產季，如：美濃瓜、香蕉、番石榴（芭樂）。

臺灣常見蔬菜、米穀產季

	1月	2月	3月	4月	5月	6月	7月	8月	9月	10月	11月	12月
空心菜			●	●	●	●	●	●	●	●	●	●
香菇*	●	●	●	●	●	●	●	●	●	●	●	●
萵苣*	●	●	●	●	●	●	●	●	●	●	●	●
綠竹筍				●	●	●	●	●	●	●		
山苦瓜					●	●	●	●	●	●		
紫心甘薯*	●	●	●	●	●	●	●	●	●	●	●	●
生薑					●	●	●	●	●	●	●	
金針						●	●	●	●	●		
龍鬚菜				●	●	●	●	●	●			
芥菜*	●	●	●	●	●	●	●	●	●	●	●	●
苦瓜	●	●	●	●		●	●	●	●	●	●	●
青花菜	●	●	●	●						●		
佛手瓜	●	●	●		●				●	●	●	●
花椰菜	●	●	●					●	●	●	●	●
秀珍菇*	●	●	●	●	●	●	●	●	●	●	●	●
桂竹筍				●	●							
番薯葉*	●	●	●	●	●	●	●	●	●	●	●	●
黑木耳*	●	●	●	●	●	●	●	●	●	●	●	●
黃秋葵*				●	●	●	●	●	●			
梨子蒲*	●	●	●	●	●	●	●	●	●	●	●	●
彩椒	●	●	●	●							●	●
紅蘿蔔		●	●									
牛蒡		●	●	●								
洋蔥	●	●	●									
茄子	●	●	●									
毛豆			●	●	●				●	●		
蘆筍			●	●	●	●	●					
杏鮑菇*	●	●	●	●	●	●	●	●	●	●	●	●
絲瓜*			●	●	●	●	●	●	●			
南瓜	●	●	●	●	●							●
甘藷			●	●	●	●	●	●	●			
芋頭	●	●	●								●	●

	1月	2月	3月	4月	5月	6月	7月	8月	9月	10月	11月	12月
青椒	●	●	●	●	●					●	●	●
高麗菜	●	●	●	●				●	●	●	●	●
蕃茄	●	●	●	●								
山蘇 *	●	●	●	●	●	●	●	●	●	●	●	●
玉米 *	●	●	●	●	●	●	●	●	●	●	●	●
山藥	●	●	●	●					●	●	●	●
蒜		●	●									
韭菜 *	●	●	●	●	●	●	●	●	●	●	●	●
蔥 *	●	●	●	●	●	●	●	●	●	●	●	●
辣椒 *	●	●	●	●	●	●	●	●	●	●	●	●
箭竹筍				●	●							
栗子								●	●	●		
落花生							●	●				
孟宗筍	●	●									●	●
紅蔥頭	●	●										
胡瓜	●	●										●
紅豆	●											●
馬鈴薯	●	●										
仙草									●	●		
蘿蔔											●	●
蓮子、蓮藕						●			●			
咖啡	●									●	●	●
菱角										●		
洛神花										●	●	
一期稻				●	●	●	●					
二期稻								●	●	●	●	●
小米					●	●	●	●				●
高粱					●	●	●	●			●	●
小麥				●	●							

（資料來源：農業知識網／農糧署）

註：* 字記號全年皆為產季，如：香菇、萵苣、紫心甘薯、芥菜、秀珍菇、番薯葉、黑木耳、黃秋葵、梨子蒲、杏鮑菇、絲瓜、山蘇、玉米、韭菜、蔥、辣椒。

挑選一週食材（蔬菜、水果、魚肉等）的原則？

如果你準備好要成為只吃當季食物的現代人，那麼學習如何挑選當季食材，和採買後要如何烹調，是接下來的任務。龐德飲食著重的食材挑選很簡單，就是盡可能採買新鮮、完整、不加工的食物，並只吃在地當季的好食物。

現在，我們已經有了具體的方向和目標，依照龐德飲食十原則來挑選一週的食材，包括：購買多樣化的蔬菜和水果、深海魚類、豆類食物、全穀物和堅果類食物；這些食材在傳統市場或超市、有機食品店都能買的到。

● 聞、聽、看，用心就能感受食物的新鮮度

以蔬果類的挑選而言，依照農業專家建議，不刻意挑選外觀肥美、毫無昆蟲咬傷的蔬果。如果擔心有農藥，記得一項原則：外表光滑的蔬果類較不易沾染農藥，而表面有細毛或凹凸不平者較易殘留農藥。

近年來的食安問題啟發消費大眾重視農藥問題，如果遇到蔬菜殘留農藥的情形，或者蔬果價格上揚時，建議選擇信譽良好的冷凍蔬菜或其他蔬菜加工品取代，同時選擇政府單位推廣、具公信力，有優良標誌的產品。

對於任何食材的挑選，都要做到以下的三步驟：聞一聞、聽一聽、看一看，利用我們的五感和食物談戀愛。一如猶太人認為食物是「上帝的藥房」，食物與人體有著很奧妙的連結性。

以堅果中的核桃為例，大腦的紋路剛好與核桃紋路非常相似，我們可以想像大腦如同核桃般需要有豐富的好油脂結構，如果吃到不好的油脂，會對大腦的運作功能造成傷害，為什麼呢？我們常說吃杏仁補心臟（杏仁含有維他命 E，對心血管好處多），吃腰果補腎（腰果外形像腎臟），而大腦的主要結構成分 60% 是磷脂質，所以說大腦是油做的，吃好油才能真正補腦，這也是為什麼我們要學習如何挑選好食

材的理由。

　　堅果本身沒有特別的香味，所含的油脂也很穩定，如果用低溫烘烤（一百度C以下），可以讓好油脂保持穩定、不易有油耗味，所以，**聞一聞**：便可判斷是否為低溫烘烤的堅果；**聽一聽**：咬下去的堅果若清脆有聲，則代表是好品質的堅果，水分也烘得較乾，以避免因潮濕而出現黃麴毒素；**看一看**：確定咬一半的堅果剖面是否為褐黃色或白色，可以判斷褐黃色是以高溫烘焙，而剖面為白色則確定以低溫烘焙。

　　除了堅果類外，上述的「聞、聽、看」選擇法，可以運用在各式食材。

● 魚肉類挑選原則──先看、再摸、後聞

　　魚肉類的重點挑選原則大同小異，先**看一看**：新鮮肉有光澤，故魚肉紋路需有光澤且紅色均勻；**摸一摸**：新鮮肉摸起來有彈性，用手指按壓後的凹陷很快回復，已變質的肉按壓時沒有彈性；**聞一聞**：新鮮肉會有正常的氣味，仔細聞稍變質的肉，則會有酸味或阿摩尼亞的味道。

　　如果暫時不熟悉魚肉品的挑選，建議選擇信譽良好，具有ISO、CAS認證，或者人道飼養環境的肉品、高規格認證水產養殖的魚肉品，具公信力，有優良標誌的產品皆可。

　　常常吃新鮮、不加工的好食物，讓身體細胞長期記憶這些食物的味道，觀察身體對它們的反應，也能幫助我們練就挑選好食材的功力哦！

食材那麼多，我如何保存新鮮度？

　　如果廚房代表一個家庭是否健康，那麼冰箱無疑就是廚房的心臟。我們都知道，冰箱是用來保存食物的，但也發現雖然食物放入冰箱內，其品質仍會產生變化，甚至還會發黴、腐壞，而這大多因為不當使用冰箱所致。

　　保持食材新鮮度首要關鍵在是否定期整理與清洗冰箱。對於不同食

材與冰箱的溫度控制更是一門學問，先要有正確的使用知識，加上良好的管理、執行力，才能保存食材新鮮度，吃到好食物、吃出健康來，真正的節省不浪費。

● 完成你的「龐德飲食」冰箱

　　還記得龐德飲食一直強調要吃新鮮、天然的食物嗎？可別在買的時候是新鮮的食物，卻因為沒有管理好冰箱，而老是吃到不新鮮的食物。以下列出幾點管理龐德飲食冰箱小叮嚀，以確保食物的新鮮和美味：

　　1 永遠七分滿：讓冰箱保持七分滿的容量就好，不要把冰箱當成儲藏室，切記讓冰箱後方和前方可以對流，食物才能保鮮。

　　2 冰箱溫度控制：冰箱冷藏溫度要維持在攝氏七度以下，冷凍溫度要維持在攝氏負五度以下，以減緩細菌生長速度。

　　3 擺放原則：在冰箱中分類並分層擺放食物。生食和熟食要分開擺放，避免造成食物二次交叉感染。冷凍庫的分層：熟食往上擺，生食往下擺放；生海鮮類往上擺，生肉類往下擺放。冷藏庫的分層：乾的食物往上擺，濕的食物往下擺放。冷藏室上層：適合儲存熟肉及水分較多的食品。冷藏室下層：置放剩菜、煮好的蛋、魚、肉、豆腐等需要快速加熱的食物。

　　4 肉類處理：通常生鮮肉品應放在冰箱冷藏的最上層。不管是在超市或傳統市場買到的肉類，都可以用清水稍微沖洗，然後用紙巾輕拭、擦乾後，再裝進密封保鮮袋冷藏。如果不是一至二天內吃完的新鮮肉品，則可以放在冷凍庫保存，要吃時再拿出來解凍，最好是在二週內食用完畢。新鮮的魚類只能在冰箱冷藏一天，烹調過的魚類不要超過三至四天，如果要冷凍，最好先去皮、刮掉魚鱗、清掉內臟。

　　5 蔬果處理：新鮮蔬菜可以放在冰箱底部抽屜，水果則放在冰箱中間層，為了保鮮，蔬果應等到要吃時才清洗。蘿蔔、馬鈴薯和地瓜等根莖類，可以放在有空隙的籃子裡和通風的場所，不一定要放進冰箱。葉

菜類可以用葉上根下的方式置入保鮮袋，且不綁死以保有一些空氣，直立放置可以減少葉菜因壓迫而受損。像奇異果、芒果、香蕉、鳳梨、荔枝等熱帶水果，建議放在室溫陰涼處，冰箱可能會凍傷它們。

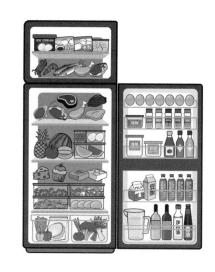

6 蛋奶類：可以把有機脫脂奶製品，或者豆漿、五穀漿類製品放在冰箱的一個獨立區，就像雞蛋有特定的擺放位置。通常這類的食物最好的區域是冰箱的側門內，雞蛋放側門的最上層，好拿又容易看到，提醒你在保存期限內食用完，而有機脫脂奶製品或豆漿、五穀漿製品則放在側門的中或下層。

7 冷凍庫：切記，別讓冷凍庫變成另一個食品倉庫。不管是肉類、蔬菜類或冰品，儘量橫向區分，讓它們各據一方，同時要有習慣在每次加上新食物時，為了容易辨識和記得食用，把舊的食物往前推。在每次採購前，一定要再三檢查以後，再列出購買清單，做最新鮮和最有效率的管理。

8 其他重要管理原則：在食物包裝上標示存放日期，以免食物堆積過期丟棄，造成浪費。大量使用保鮮盒來處理開封或已烹煮，但沒有吃完的食物，形成一些固定區域，讓生食和熟食做區隔，避免熟食被污染。此外，將剩菜整齊放置保鮮盒，冰箱的區域較有秩序，不會有照顧不到的死角和五味雜陳的困擾。夏季因為氣候炎熱、潮濕，為了防止冰箱出現異味，最好每週檢視冰箱內部，將不要或過期的物品清理掉。最後，別忘了，對冰箱的清潔維護，應該平均每二週小清洗一次，每二個月則大整理一番。

現在，你和你的家人可以準備開始全新的龐德飲食生活囉！

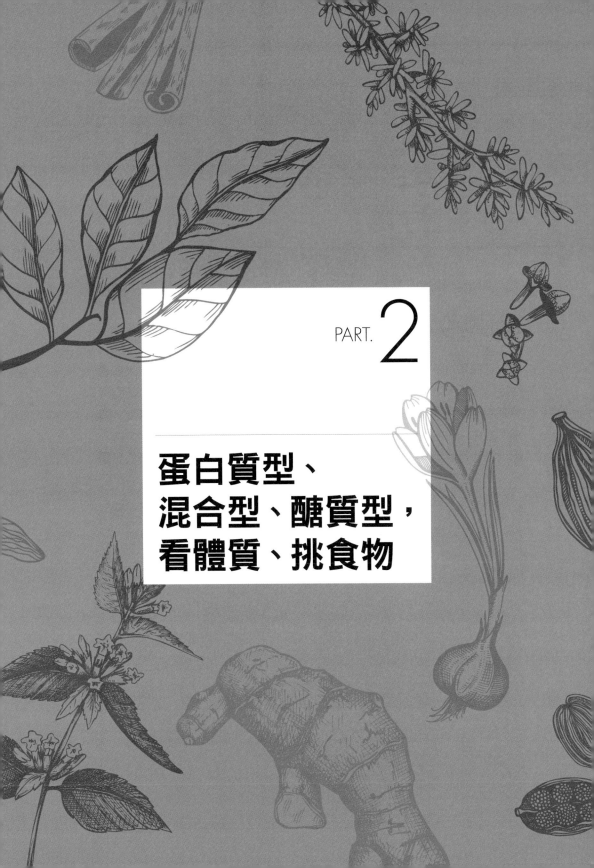

PART. 2

蛋白質型、
混合型、醣質型，
看體質、挑食物

1. 滿足六十兆細胞的要求，你做對了嗎？

想要理解代謝型態精神，我們可以從以下幾個問題來思考起：

我們全身有多少細胞？

這並不是一個好猜的數字，讓人毫無頭緒也沒有概念。一般人大多會從幾億或幾十億個開始猜，甚至更少，而真正的答案是——全身的細胞竟然有六十兆這麼多。如果換算成錢，大概幾十輩子也花不完。事實上，造物者用這六十兆個細胞形成我們的身體，使我們能享受、體驗世界中的一切。換個角度想，我們經常說健康就是財富，若能把這六十兆個細胞照顧好，讓身體健康、生活優質舒適，也就擁有家財萬貫的資產了。

以下的數字，讓你領悟到人體的奧妙

西醫觀點

· 一個成人有多少細胞：六十兆。
· 整個小腸截面積有多大：一個足球場。將全身的大、小、微細血管換成鐵絲時，可以繞地球二圈。
· 全世界最浩大的工程：消化。食物由口進入到排出來的七公尺過程。

中醫觀點

· 任脈（身體前方）：三百八十四條神經對應農曆閏年三百八十四天。
· 督脈（身體後方）：三十一對神經對應一個月三十一日，三百六十五條小腦神經對應陽曆三百六十五天。
· 人體 70% 的水分，相同於地球 70% 的海洋。
· 血液中心含鐵，相同於地殼中心為磁鐵。

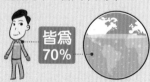

人體的水分與地球所含的水分比例，居然不謀而合

六十兆的細胞應該如何照顧？

● 面對細胞的需求，你吃對了嗎？

　　光聽到人體有這麼多的細胞，多數人都會困惑該如何照顧？簡單的說，只要日積月累的吃對食物、用對方法，就可以滿足它們的需要，細胞也會以最健全的功能回應自己。以食物來說，一個人一天吃三餐，一週七天要吃二十一餐，一個月三十天要吃九十餐，一年三百六十五天要吃一千零九十五餐。那麼，數十年所累積的龐大數量的食物呢？你是一直在累積健康，還是在累積負擔？你真的滿足細胞的需要嗎？

　　我們日復一日的吃、喝，可曾認真想過細胞需要什麼營養呢？我們的細胞鮮少讓自己失望，它們奮力地運作，來滿足我們想要吃美食的慾望，讓我們有體力工作、逛街、看著孩子長大成人，享受這個美好世界的千變萬化、體驗生命的喜怒哀樂。

　　但是，我們卻經常因為吃錯食物，毀壞健康，讓自己陷入慢性病、免疫力低下、癌症以及各式各樣莫名的症狀中。所以我們需要再次思考，細胞到底需要什麼。坊間的飲食理論多到無所適從，代謝型態以一套貫穿核心的理論來使你理解、什麼是對你、你的細胞，最健康的營養。

● 西醫、中醫，觀點大不同

　　醫學上有許多醫療方式，如：西醫、自然醫學、另類醫學、脊骨神經醫學（Chiropractic）等，其目的皆在為人治病，但是所採取的醫學觀點卻大不相同。為了幫助讀者更理解代謝型態，以下暫且以傳統中西醫的對比來說明。

　　西醫從解剖學開始發展，以客觀角度來**分析、觀察身體**，擅長疾病與外顯症狀的分類與診斷，並據此研發各種醫療技術、藥品來對症減緩或抑制症狀，達到消除痛苦的目的。由於西醫強調與外顯症狀的對抗，我們稱為**對抗醫學**。

　　中醫角度來看人體，從望、聞、問、切中，來蒐集關於**個人的身體訊息**，再從這些訊息中歸納統整，並以八綱辯證、經絡辯證等原則加以**調整身體內的運作過程**。所有的疾病是因為身體先失調，外邪（疾病）才會入侵。此外，中醫認為內在的運行代謝與大自然的運轉變化有許多契合處，所以據此提倡養生必須順應自然的法則。這種以人為主角的醫學方式，我們稱為**整體醫學觀**。

　　比起對抗醫學，代謝型態則更信任以整體醫學觀來看待身體健康是較為周全、治本的做法，因為我們相信，只要找到滿足細胞人體所需的關鍵營養，便不需絞盡腦汁用五花八門的營養食品討好、滿足細胞，它自然會以最有活力及最順暢的功能回應，包括各種症狀與疾病的療癒。代謝型態認為，既使餐餐都吃有機食物、每天規律運動、呼吸新鮮空氣，若無法找到最適合自己細胞的基礎營養，身體同樣有可能百病叢生。

	對抗醫學（西醫）	整體醫學（中醫）
關注重點	疾病症狀導向	以人為本的整體導向
療癒觀	倚賴各種醫療技術與藥物	信任身體的自癒力
治療方向	壓制、消除症狀	處理導致疾病的生化過程與原因
病理探討	研究疾病發生的單一原因	多面向地探討「人」為何無法因應疾病

2. 健康食物不是人人適用？

為什麼適合別人的健康食物，不一定適合自己？

　　食物象徵著喜悅、滿足，也代表各地不同的文化內涵。色、香、味俱全的食物，能引起人外在感官的刺激，促使心情的轉換，勾起許多愉悅與回憶，更重要的是維持身體的運作與健康。

● 選擇自己專屬的飲食，才是健康的不二法則

為了健康，大家總是不約而同的想到各種健康飲食，像是蔬果、維生素、礦物質、或者是提煉出的各種植物營養素、藥膳等。但你知道，這樣的思考模式是不對的嗎？

追求、吹捧各種健康食物的時代已經落伍，取而代之的是以「個人」為主角，選擇專屬於你的健康飲食新世紀。

舉例而言，蘋果在所有人的觀念裡是典型的健康食物。「一天一蘋果，醫師遠離我」這句俗諺讓人耳熟能詳。蘋果的確是富含多種維生素、礦物質的水果，還擁有對降三高有益處的膳食纖維，光是每天吃一顆就可以遠離疾病、少看醫師，絕對是優質的食物，不是嗎？但是，每個人都適合吃蘋果嗎？

有沒有注意到，這句諺語的主角既不是醫師，也不在乎你是誰，只吹捧蘋果。在眾多的臨床經驗中，我常聽許多人對蘋果的不同意見，抱怨吃蘋果會有不舒服的症狀，像是脹氣或便秘。有不適症狀的人並不在少數，同樣也被抱怨的健康食物不勝枚舉。問題在哪裡呢？你有沒有想過，真正的主角應該是人體，還是食物？又或者兩者間是否適合？

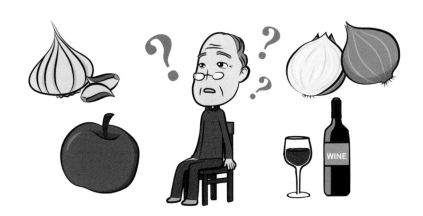

單一健康食物對身體不一定有幫助，有時反而妨礙了健康

　　相同的例子，每一段時間就會流行一次，紅酒、洋蔥、大蒜、蕃茄等明星食物，每一陣子相關的食譜祕方或食用建議就會在網路上廣為流傳。首先，這類單一健康食物的提倡，容易使人不小心就違反飲食多樣化的原則，以為只要單獨且大量的吃這種食物，就可以預防某些疾病。如同前文所述，你知道這些食物適合你的體質嗎？你知道如果身體代謝是快速氧化型，吃太多洋蔥、大蒜反而會影響身體運作嗎？

● 吃對食物，身體會告訴自己？

　　事實上，每個人的體質和代謝狀況都不相同，有人適合吃蘋果、有人不適合，除了作適當的檢測。最簡單的方法，就是聆聽身體的回饋，身體既敏銳又誠實，毋需嚴密科學佐證都能觀察得出來，我們卻常忽視這最直接的訊號。吃對適合自己體質的食物，精神和能量都會飽滿、心情充滿愉悅，也不容易飢餓，這樣的狀態並不需要醫師把脈，也不需要抽血、驗尿檢查來驗證，只要細細體會就能知道。我們要追求的不應是一味地將各媒體、權威所推薦的超級營養食物，不加思索地吞下肚子，而是在攝取後，**有意識地覺察對身體的影響**。

　　如何知道吃對適合自己的食物？很簡單，你在餐後的一到二小時可以觀察到三個身體感覺指標。那麼該怎麼判斷有達到這些指標呢？

1 飢餓感
　　飢餓感主要來自胃及身體的感覺。例如在餐後，你是否感覺到吃飽、有滿足感，而這有時候與分量不見得有完全的相關，像是有些人在吃完大餐後，仍會覺得需要水果才能有滿足感一樣。在用完餐後，如果真的不會想再吃更多東西，或不會很快就肚子餓，表示你的食物滿足了飢餓需求。

2 能量感

　　能量感與精神有關，有時候吃完一餐會感到昏昏欲睡，有時候用餐後，會覺得原本疲憊的精神恢復了，且能夠持續地感覺到精神狀態變好，這就是所謂的能量感。

3 幸福感

　　幸福感是比較複雜的感受，如果在吃完一餐，你感覺到身體狀況改善（例如某些小毛病減輕），心情變好或思路變得較清晰敏銳，不再鑽牛角尖或生悶氣，代表這一餐帶給你幸福感。

● 加工食品阻礙身體說出真實感受，更賠了健康

　　身體是最敏銳又最準確的有機體，我們需要做到的就是靜靜地感受、靜靜地聆聽。健康專家或醫師，或許能幫助你治療疾病，但他們卻永遠無法代替你覺察這些感受，獲取身體的內在智慧。代謝型態就是基於「信任身體」的主張，藉由以人為主角的飲食調整與選擇，讓身體自動聚焦在最適化的代謝與運作功能。

　　我們為什麼不從身體所回饋的第一手消息，確認自己是否吃對健康食物，卻盲目又取巧地信任外來的權威呢？

　　但回過頭來說，現在的食品工業也是影響我們使用上述本能的元凶，美食的發展不斷加重品嚐者的口味，用各式的方法誘騙、挑逗人的食慾，催生出虛假的需求，重鹹、重油、重口味已成常態。為了因應大量的需求，食品工業蓬勃的發展，業者不斷研究如何用最節省成本的方式，提升口感、香味、外觀，甚至延長保存期限，因此各式各樣的人工添加物被放到食物內，天然食物已被「食物化學工業」取代。自此，食物與人的關係偏離原本的簡單、自然，我們也失去與食物真誠交流的機會，賠上的是原本天賦自然的健康。為了彌補自己可能被扭曲、破壞的生物本能，代謝型態檢測能用更科學化的方式分析你的體質。

什麼是代謝型態（Metabolic type®）？

代謝型態是藉由研究每個人攝取營養的代謝特性，並加以分類的一種技術。就像心理性格分析，我們會知道一個人是內向／外向、積極／懶惰、緊張／放鬆、具有敵意／親和力強等不同的特質，當我們知道一個人的個性特質，就會知道怎麼和他應對相處。

每個人的不同，通常來自演化與基因，若不同種族的人為了生存，都能演化出不同的膚色、髮色、身高、骨架、肌肉發達程度，甚至是性格，那麼我們又怎能對於每個人可能需要不同的食物種類視而不見呢？

代謝型態分析依據上述的理念，區辨你是屬於肉食型、草食型還是混合型，接著再依循你的血型、腺體型分類，來告訴你什麼是適合／不適合你的食物。

● 不同種族、基因的人，擁有不同的代謝型態

分析代謝型態的目的，是回歸到我們祖先輩未被現代飲食破壞前的飲食習慣與內容，根據研究，如果能吃對自己基因適合的食物，無論在體力、免疫力甚至骨骼、牙齒發育上，都會健康而充滿活力。我們身上流著祖先的血液，並有著相似的基因，我們應該吃得像祖先一樣，並從中找到真正適合自己獨特代謝體質的食物。

舉例而言，在我們視脂肪、肉類為洪水猛獸的現在，傳統的阿拉斯加愛斯基摩人，因為沒有適當的環境種植出穀類、麥類或蔬果等食物，因此以魚、鹿、海豹、海草為主食。「愛斯基摩」（Eskimos）一詞出自印第安語，意思是「吃生肉的人」，他們所攝取的蛋白質與脂肪營養加總，幾乎高達百分之百，也就是說，他們的碳水化合物攝取量嚴重不足，這樣的飲食模式在現代健康飲食專家眼裡簡直不可思議。但更讓人訝異的是，傳統愛斯基摩人的身體都很健康，沒有慢性病，也鮮少有心血管疾病，這就是基因（代謝型態）在食物選擇上扮演重大角色。

看看祖先們的飲食

亞洲人：米食、蔬果、魚肉類
愛斯基摩人：鮭魚、大量的肉和脂肪
非洲馬塞族：肉、奶、生牛血
瑞士人：全黑麥、大量高脂肪起士、生羊奶、酒、小量肉類
澳洲土著：昆蟲、蛆、莓類、袋鼠
代謝型態就是：不同的種族、基因、環境與生活型態，有著不同的飲食與
營養需求。

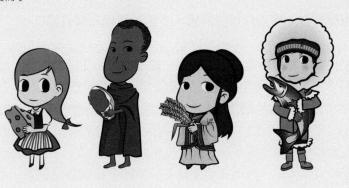

● 融合現代醫學與古老醫學特點

　　代謝型態是融合現代醫學和古老醫學的智慧，讓我們找到個人獨一
無二的代謝型態體質，吃對食物、用對方法，健康一輩子。

	印度傳統醫學「阿育吠陀」	中國傳統醫學	代謝型態
醫療觀點	整體療法（同時治療身心靈）	人體和自然界、大宇宙與小宇宙	心理學、解剖學、生化學、營養學、細胞學
診斷分類重點	Vata（體風素）、Pitta（膽汁素）、Slesman（黏液素）	五行論（木、火、土、金、水）、陰陽與八綱辯證	自主型（交感與副交感）、氧化型（慢速與快速）、自主平衡型、氧化混合型

想要照顧好細胞，給「對」比給「多」更重要

　　其實，想要健康並不用付出太多代價，只要提供「氧氣」和對的「營養素」，再搭配正確的「生活型態」，細胞就會自動將身體所需的各項能量運行無阻。代謝型態就是在深入探討所謂對的營養素到底是什麼的一門科學，但它並不是要指出「一套」適用於「所有人」的健康飲食方法，而是找到屬於自己專屬的營養，因為給「對」比給「多」更重要。

● 正視臺灣老、胖人口增加問題，才能活得健康又長壽

　　以代謝型態的角度來看，長壽、健康的人，不過是找到一套最符合基因需求的飲食生活型態罷了。讓我們回頭看看臺灣，近年來，臺灣人開始注重養生，且健康醫療的成就在亞洲已是數一數二。但是，在二○一二年，臺灣卻是亞洲地區肥胖盛行率最高的國家，而糖尿病則由十大死因攀升到第四位，這是多讓人納悶的資訊。

　　至於老年人口，臺灣多年來僅次於日本，被列為世界第二多老年人口，在二○一六年時，人口老化速度排名首度躍升為第一位。臺灣從「美麗之島」變身為「老胖之島」，這種醫療技術與健康背道而馳的現象應該更被正視、深思，徹底解決只重治療不重預防、治本的偏差，否則這個快速又沉重的惡果，即將狠狠地落在下一代身上。

● 少鹽、少油、少糖，就不會有三高了嗎？

　　我們再來做個思考：目前全世界最多的亞健康族群是三高代謝症候群，你認為高血壓患者該怎麼吃？血糖高和膽固醇過高的人又該怎麼吃？

　　現代的醫療保健資訊真的不虞匱乏，高血壓患者的飲食控制大家一點都不陌生，甚至可以立即反應：飲食要做到少油、少鹽、口味清淡。那麼，糖尿病的飲食呢？馬上聽到：少吃含有澱粉類的食物，要限制醣

類食物，還要多運動。以上都沒有錯。那麼，膽固醇過高又該怎麼辦呢？少吃含有膽固醇的食物，太油的食物不要吃，也要少鹽、多運動。

如果做到少鹽、少油、少糖且多運動，真的就不會有三高了嗎？事實上，根據調查，許多努力執行這些健康守則，甚至做得非常好的三高患者，仍然無法顯著改善狀況。長年吃素卻苦於血膽固醇居高不下的人比比皆是，而我們都知道膽固醇只在動物性食物中出現，這又是怎麼一回事？這麼多的為什麼需要我們仔細思考，更提醒我們不要墨守成規，需要追根究柢的找出食物和身體之間的奧妙的關係，就像「一樣米養百樣人」，別人的食物可能是你的毒藥的道理一樣，每個人對於相同飲食型態卻經常有不同身體反應，為何鮮少有人真正去面對它呢？

多數的健康飲食總落在對抗醫學的邏輯上打轉，三高的健康飲食強調少油、少鹽、少糖，這種問症狀來開藥方的方式，有根本上的問題，就像是頭痛醫頭、腳痛醫腳般，忽略了整體。如果再加上尿酸高、月經失調、骨頭痠痛、偏頭痛、便秘、眼睛痛、想要長高、想要減肥、更漂亮等，集健康問題和症狀於一身，請問還能吃什麼呢？而這就是目前營養治療所遭遇的困境。

● 代謝型態之父攝取大量蔬果後，有效治癒癌症？

如果吃對食物讓細胞能夠正常運作，那麼，細胞要的營養素是什麼？許多讀者心裡可能會冒出許多想法，例如：吃素、多吃魚、大量的蔬菜水果、吃地中海飲食等，這些飲食方式的確都很健康，但適合自己嗎？你有一套核心的理論去理解該怎麼搭配這些健康飲食嗎？

代謝型態之父威廉・唐納・凱利（Dr. William Donald Kelley）擁有生物、化學以及生化學位，本身嫻熟於飲食和慢性疾病的關聯，但是在接近四十歲時罹患了癌症中極惡性的胰臟癌，醫師宣布他無法藉由手術或化療延長生命。凱利決定把自己的所學與知識應用在自我治療上。因此，他戒除多年來愛吃的垃圾食物，只吃蔬菜水果與全穀類食物，並且根據各種他所知的飲食法整合出一套專屬於他的療法，沒想到他的身

體打破了西醫的只能存活一年時間的悲觀預期，不但體力大為改善，連腫瘤也縮小了，並且活到七十九歲。這樣的飲食選擇和許多人為了健康或療癒疾病改吃素、每日攝取大量的水果、蔬菜、精力湯是一樣的，若問他們為何採行這種健康法的原因，多數是：「我聽說有人用這樣的方式讓癌症消失了。」

在自身的成功例證以及凱利本身的孜孜不倦研究下，一些慢性病和癌症的患者找上他，尋求飲食上的建議，而凱利也搖身一變成為醫學權威。但是，接觸的病患愈多，凱利卻愈加苦惱，因為他發現有些病患，無論給出什麼建議，就是不見改善。

而後，在凱利身上發生的一件事，成為他發展代謝型態以及扭轉舊思維的一大轉捩點。

● 不是每個人都適合的「健康」食物

某日，他的妻子因為毒油漆的氣味而強烈過敏，身體虛弱到只能在床上休養，面對最心愛的家人遭遇如此痛苦，凱利當然竭盡所能的把所有看家本領都拿出來，他一次又一次地嘗試變換自己覺得最好的飲食組合，但妻子的狀況依然持續惡化。這時，凱利靈機一動，在飲食裡加上他原本想都不會想的「肉」，沒想到妻子居然有了好轉反應，並逐漸康復。

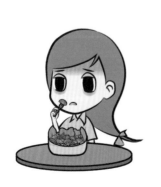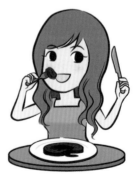

找出適合自己的代謝型態飲食，才能真正吃的健康又快樂

　　此時，凱利才茅塞頓開，原來對某些人來說是萬病之源的肉類，對他的妻子來說是靈丹妙藥，而對多數人而言的健康飲食，卻可能因為不適合，而成為少數人的毒藥。上述的例子和討論，讓我們了解現代醫學及營養學的侷限觀點，我們需要拋開這種將人體症狀拆解分科式的思維，尊重並信任身體。只要給身體適合的營養，它就能夠替你搞定「所有事」。那麼，我們到底應該多吃肉，還是多吃菜呢？在討論這個問題前，必須先知道代謝型態的理論基礎。

代謝型態的理論基礎

　　代謝型態歷經多年以及許多專家將營養學、生化學、生理學、心理學的研究統整，最終由沃爾科特（《代謝型態飲食全書》作者／商周出版）整合分析來自於身體內的兩個重要系統：「自主神經系統」及「氧化系統」，來做為一個人的代謝型態分類依據，而不同的分類就代表每個人對巨量營養素的不同需求。

● 自主神經系統

　　一九一九年，一位研究營養的內科醫師法蘭西斯・布登傑（Francis Pottenger.M.D.）提出了「自主神經是人體新陳代謝的主要調節者」。自主神經又可以分為交感神經系統以及副交感神經系統。這兩個不同的分支系統既相反又互補。交感神經系統通常負責開啟刺激，所以交感系統支配的人個性會比較積極、急性子，做事也比較任務導向；而副交感神經系統則負責生理上的抑制減緩以及放鬆，副交感系統支配的人通常比較閒散、慢條斯理，對社交、享樂比較有興趣。當然，以身體功能而言，若這兩種神經系統能達到平衡，自然就能讓身心協調、身體功能最佳化。

　　因為先天的體質，以及生活壓力的影響，許多人產生自主神經失調的毛病，間接造成新陳代謝混亂。布登傑醫師也同時發現，某些營養素

能刺激或強化交感神經系統，並對副交感神經系統產生相反作用；而另一些營養素能刺激或強化副交感神經系統，並對交感神經系統產生相反作用。至此，我們對於神經的平衡有了新法寶，也就是知道攝取哪一些食物，最能保持自主神經系統的平衡，而一個人的基礎營養（巨量營養素）比例，就可以調整自主神經的平衡。交感神經支配的人，需要用較大量的醣類來刺激副交感神經，使兩者平衡；而副交感神經較占優勢的人，則需要以醣類作為營養素的大部分比例來提升交感神經活躍，目的也是使自主神經中的兩大分支，可以有足夠的能量強度來做彼此的協調運作。

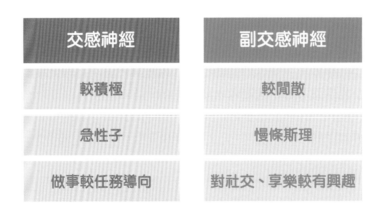

交感神經	副交感神經
較積極	較閒散
急性子	慢條斯理
做事較任務導向	對社交、享樂較有興趣

交感與副交感神經既相反又互補

● 氧化系統

臨床心理學家喬治・瓦森（George Watson）發現，如果人吃錯營養素，會造成許多心理、情緒上的問題，他研究了思覺失調症、躁鬱症，以及焦慮、憂鬱等精神官能症，發現如果不從生化生理基礎著手改善，單純執行心理治療是沒有效果的。

　　他觀察到如果吃錯食物，某些人的情緒或心理症狀會加劇，但同樣的食物可能會讓另一類的人精神情緒漸趨穩定。據此，他發展出一套以「細胞氧化速度」來分類的理論，稱之為氧化系統，這個系統主掌著營養素如何轉化成能量。

　　他認為**快速氧化型**者傾向於快速燃燒碳水化合物，因而生產過量的草酸，高碳水化合物飲食將會使快速氧化型者細胞氧化過度運轉，迅速產生能量又快速耗盡，因而容易產生疲倦、煩躁感、容易飢餓等現象，所以增加脂肪和蛋白質的攝取量，反而可以平衡過度快速的細胞氧化，使人感到舒適。

　　而**慢速氧化型**的人因為體內的碳水化合物轉換能力較弱，攝取高碳水化合物和低脂肪及蛋白質飲食，可以適當平衡細胞的氧化速度、平衡整體的能量代謝，對慢速氧化型者是很好的飲食建議。現在你知道為什麼有些人吃素可以覺得神清氣爽，但有些人吃素卻吃得面黃肌瘦、氣血虛弱了吧！

　　簡而言之，食物的種類和蛋白質、脂肪以及碳水化合物的比例，對於每一種代謝型態而言，是非常不同的。它們需要適當的「燃料」（Fuels）和不同的「混合燃料」（Fuel mixed）轉化營養素成為能量。

3. 吃對適合自己的好食物

了解自己的代謝型態

● 案例一：吃素吃到失眠，改吃蛋白質食物後，一覺到天亮還變瘦

　　案例名：慧美

　　年齡：近七十歲

　　職業：藥師

　　長年睡眠品質不好，以為吃素對身體比較好，茹素後反而常失眠，

出現諸多不舒服症狀。在知道自己原來是蛋白質型的體質後，試著把蛋白質食物比例拉高，讓身體吃對食物，短短二週，睡眠便獲得改善，甚至難得的一覺到天明。她熱切的向我們分享：沒想到吃對適合自己體質的食物，真的會有神奇轉變。而且執行八週後，便減少六公斤和八公分的腰圍，這對已七十歲的人來說，是一場沒有難度的減重旅程，輕鬆且愉快！

● 案例二：採行適合自身飲食，狀況獲得大幅改善

案例名：孫阿雞

年齡：三十二歲

職業：平面設計

放任自己的體重自由變化好幾年了，三十歲後體重也進入了人生新高，除了膝關節不好之外，一直以來都不覺得有什麼異常，直到在代謝型態課程中做了血液檢驗後，得到震撼的結果：尿酸過高、膽固醇破表、血糖值同等於糖尿病，就連血壓值都很可怕，別人是三高，我是四高五高六高吧！

血淋淋的數值，讓我認真面對自身狀況，並了解飲食的重要性，漸進式實行適合自身的蛋白質型飲食後，從一開始的不情不願，到每週上課前充滿期待：「這週要學習什麼新的知識呢？」尤其身體給我的回應是最直接明確的：吃對比例，就不會總是感到飢餓難當，吃好的食物，皮膚和腸胃狀況獲得大幅改善，最重要的是體重和體脂也都穩定的下降，八週期間共減去十二點三公斤，而且是紮紮實實的減去脂肪，而非水分哦！結訓後，女性的生理週期也愈來愈穩定，誠心感謝課程同學們的彼此勉勵，也謝謝營養師和老師們的細心指導，對我來說這不是單純的「減重」，而是讓自己對飲食有「正確認知」，有正確的知識才能用正確的方式愛護自己的身體，也才能內化為自己生活的一部分，持續讓自己健康下去。

代謝型態 Metabolic Typing® 迷你檢測

● 多數的疾病，都是因為長期吃錯食物！

　　羅馬諺語曾有這樣一句話：「One man's food is another's poison.」意即：別人的食物可能是你的毒藥。

　　所謂的好食物或是富含營養的食物，並不見得適合每個人攝取。長期攝取錯誤的飲食，全身六十兆的細胞並沒有得到真正的營養和能量，就像需要九八汽油的車，你卻給它柴油做燃料，車子肯定會故障。

　　體重過重、糖尿病、高血壓、疲勞和情緒不穩等症狀，多數都是因為長期吃錯飲食，細胞得到錯誤的燃料，而造成代謝不平衡的現象。如果只是服用藥物來治療、控制，當然不會好。如果你想利用別人的祕方來改善，通常不見得會有效。找到你的代謝型態、吃對食物，才有機會健康、無病活到老。

● 找出自己的飲食型態傾向

　　以下「代謝型態迷你檢測」是根據自主神經系統以及細胞氧化系統的分類發展出的簡式測驗。請試著誠實且確定地回答以下的問題，選擇一個最符合你的狀況，並在分數加總後，初步了解你的飲食型態傾向。

1. 我的食慾

Ⓐ 經常感到飢餓（為吃而活型）　Ⓑ 正餐時才會感到餓　Ⓒ 很少感到飢餓（為活而吃型）

2. 有關果汁或是喝水斷食法

Ⓐ 感覺好可怕　Ⓑ 如果需要斷食，可以接受　Ⓒ 可以做得很好

3. 我的飲食習慣

Ⓐ 常要吃到自己覺得足夠為止　Ⓑ 平均攝取需要的量　Ⓒ 不在乎食物，有時還會忘了吃飯

4. 當吃到含有豐富脂肪的一餐時，我覺得

Ⓐ 會感到充滿能量和幸福　Ⓑ 沒有特別的感覺　Ⓒ 會感到降低能量和幸福

5. 對於甜點或飯後甜點

Ⓐ 喜歡飯後甜點　Ⓑ 可吃，可不吃　Ⓒ 不喜歡飯後甜點

6. 對於零食的需求

Ⓐ 常在餐與餐間吃零食　Ⓑ 偶爾需要吃些零食　Ⓒ 很少想吃零食

7. 對於鹹食

Ⓐ 熱愛　Ⓑ 沒特別喜好　Ⓒ 不喜歡

8. 我的皮膚水分

Ⓐ 足夠　Ⓑ 普通　Ⓒ 乾燥

9. 我的責任感

Ⓐ 較不喜歡擔責任　Ⓑ 有時喜歡擔責任　Ⓒ 喜歡擔責任

10. 當我生氣時

Ⓐ 容易生氣，但也很容易平息　Ⓑ 太過分時會生氣　Ⓒ 不易生氣，性情溫和

11. 思考時，我傾向

Ⓐ 感性、富情感、直覺，右腦發達型　Ⓑ 介於二者之間　Ⓒ 智識、理性、講邏輯，左腦發達型

12. 我熱愛

Ⓐ 吃，或參加社交活動　Ⓑ 沒有特別的喜好　Ⓒ 單獨，或做運動

結果：選 A 得 1 分；選 B 得 2 分；選 C 得 3 分

分數小計	可能型態
12～21 分	蛋白質型（肉食型），適合較高比例的蛋白質飲食。
22～27 分	混合型（雜食型），需要確保蛋白質與碳水化合物的均衡飲食。
28～36 分	醣質型，或稱碳水化合物型（草食型），適合較高比例的醣類飲食。

備註：這個迷你檢測只是快速推測你可能的代謝型態屬性，僅做為初步參考，並不能做為個人精準的飲食計劃建議，請進一步利用《代謝型態飲食全書》（商周出版）第六章，找到您的代謝型態──六十五題自我檢測，或者是到「www.代謝型態.com」網站進行進階代謝型態檢測，獲得個人專屬飲食計劃。

不同代謝型態及對應飲食型態

● 蛋白質型的飲食要則

　　如果你屬於蛋白質型的體質，表示身體消化吸收能力特別好、但常容易覺得飢餓，故需要攝取多一些蛋白質與脂肪食物，來提供長時間的能量補給。

　　有些蛋白質型人的體質，是對醣類食物有較好的消化、代謝能力，而使得身體處在較快速代謝的狀況，為了平衡這個現象，要多吃含有蛋白質和脂肪的食物，也就是說，蛋白質型的人比較不適合吃素。如果吃素或偏素食，不但容易餓，也容易造成肥胖。

　　建議：餐盤中含有蛋白質＋脂肪的食物，也就是豆、魚、蛋、肉類需占 70%；詳細飲食建議請見《代謝型態飲食全書》第七章 吃對你的代謝型態，關於蛋白質型的飲食原則。

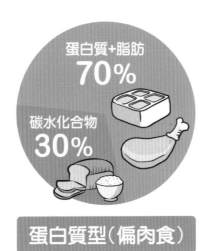

● 醣質型的飲食要則

　　如果你屬於醣質型的體質，個性積極、喜歡挑戰、行動力高，故需要隨時精力充沛，適合攝取多一點的碳水化合物食物，來提供立即性的能量補給。

　　有些醣質型人的體質，是對醣類食物有較差的消化代謝能力，而使得身體處在較慢速代謝的狀況，為了平衡這個現象，要多吃些含有醣類的食物，也就是說醣質型的人比較適合吃素。如果少吃菜而多吃肉和高油食品時，很容易有代謝異常現象，也容易造成肥胖。

　　建議：餐盤中含醣的食物，也就是米飯類、蔬菜、水果類需占60%；詳細飲食建議請見《代謝型態飲食全書》第七章 吃對你的代謝型態，關於碳水化合物型的飲食原則。

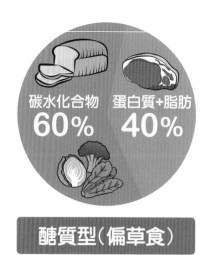

● **混合型的飲食要則**

　　如果你同時擁有蛋白質型與醣質型的特色，有時需要碳水化合物食物來提供立即性的能量，有時需要蛋白質與脂肪食物來提升能量的耐力與持久度，所以需要均衡的攝取三大營養素。

　　混合型的人是令人羨慕的型態，可以吃的食物種類比較廣泛，各食物的比例也比較均衡，特別要注意的是量的攝取，別吃太多以免肥胖上身。

　　建議：餐盤中有一半需為含醣食物（米飯類、蔬菜、水果類），另一半則是蛋白質與脂肪食物（豆、魚、蛋、肉類），詳細飲食建議請看請見《代謝型態飲食全書》第七章 吃對你的代謝型態，關於混合型的飲食原則。

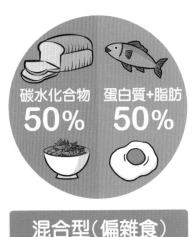

碳水化合物 50%　蛋白質+脂肪 50%

混合型（偏雜食）

　　最後，再次提醒大家，想要有健康良好的代謝，一定要養成吃對適合自己代謝比例的飲食，並且認真遵守不吃限制食物，確實且耐心地執行三個月，如此才能真正體會到吃對食物的樂趣，進而得到身心健康的益處。Part3 至 Part5 食譜部分，每道菜都有標註是醣質型、蛋白質型或混合型，可以先從適合你的代謝型態食譜開始練習做菜。

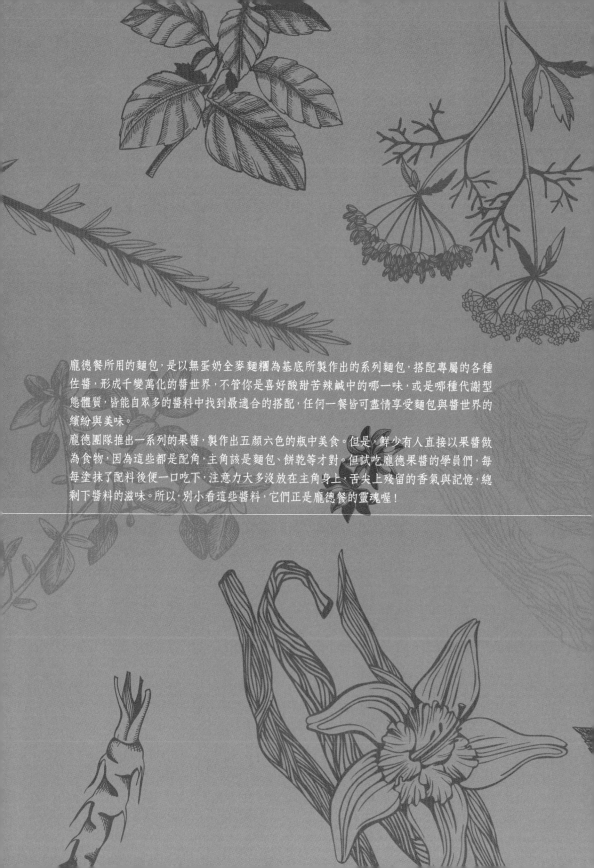

龐德餐所用的麵包，是以無蛋奶全麥麵糰為基底所製作出的系列麵包，搭配專屬的各種佐醬，形成千變萬化的醬世界，不管你是喜好酸甜苦辣鹹中的哪一味，或是哪種代謝型態體質，皆能自眾多的醬料中找到最適合的搭配，任何一餐皆可盡情享受麵包與醬世界的繽紛與美味。

龐德團隊推出一系列的果醬，製作出五顏六色的瓶中美食。但是，鮮少有人直接以果醬做為食物，因為這些都是配角，主角該是麵包、餅乾等才對。但試吃龐德果醬的學員們，每每塗抹了配料後便一口吃下，注意力大多沒放在主角身上，舌尖上殘留的香氣與記憶，總剩下醬料的滋味。所以，別小看這些醬料，它們正是龐德餐的靈魂喔！

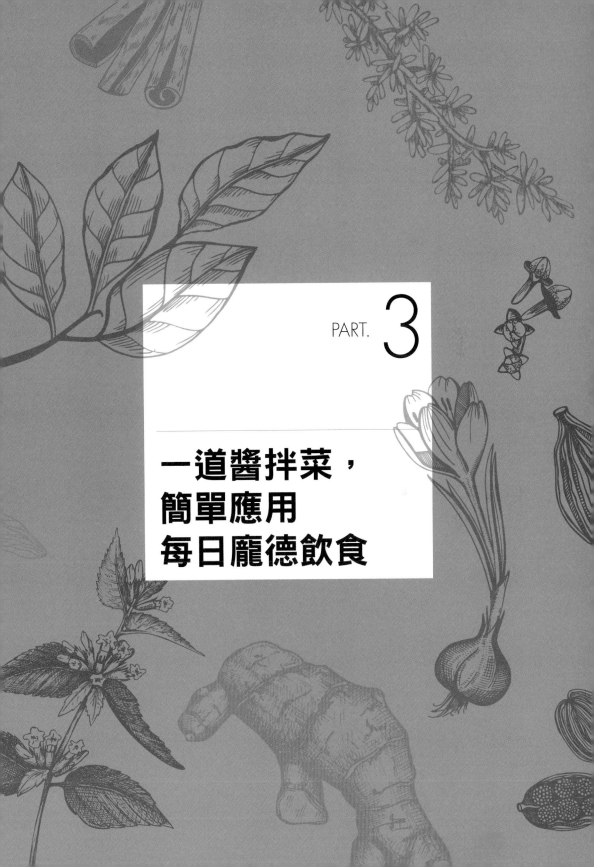

PART. 3

一道醬拌菜，
簡單應用
每日龐德飲食

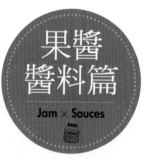

果醬
醬料篇
Jam × Sauces

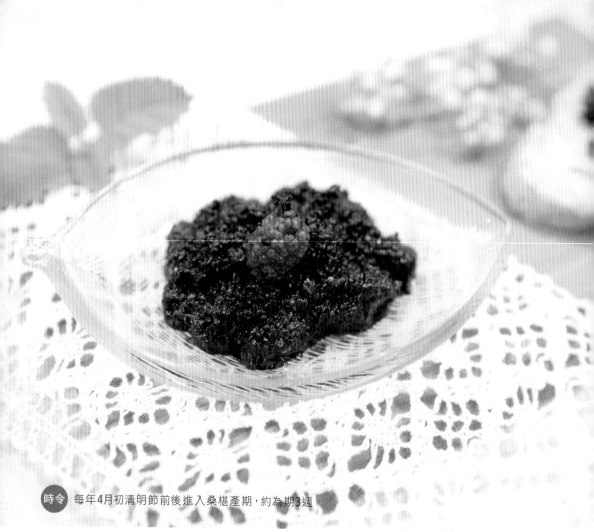

時令　每年4月初清明節前後進入桑椹產期，約為期3週

1 | 桑椹果醬

適合型態 > 醣質型，但若搭配得宜，其他型態一樣適合

應用範圍 > 抹麵包、搭配優格、戚風蛋糕沾醬

材料 > 現採桑椹果1200公克、檸檬1顆、冰糖300公克

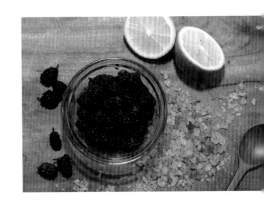

作法 >

1. 將桑椹果以食用水洗淨瀝乾，檸檬榨汁、去籽，玻璃罐不含蓋子放入烤箱，以90℃加熱約30分鐘，殺菌及烘乾。

2. 桑椹果、檸檬汁和冰糖，一起在鍋中以大火煮沸。

3. 沸騰後，鍋中有明顯的紫紅色泡泡與桑椹子浮在表面，此時將火轉為中小火，並以木湯匙開始持續攪拌熬煮約90分鐘。

4. 取小碟子，當果漿滴至碟面呈水球狀不會迅速暈開，即可趁熱裝罐，旋緊瓶蓋，將瓶口朝下倒置半小時。

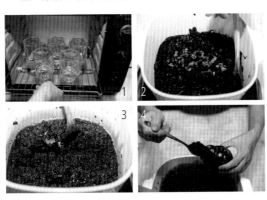

●● 龐德飲食的健康關鍵

鮮採的桑椹果在常溫下很容易發霉，所以要盡快處理，若來不及馬上熬煮，清洗後放在冷凍庫可保鮮，等要使用時再取出解凍，加熱處理。桑椹含有十八種胺基酸，營養成分十分豐富。能刺激腸黏膜、促進腸道蠕動。能有效提高人體免疫力，是最佳且天然的防疫良品。

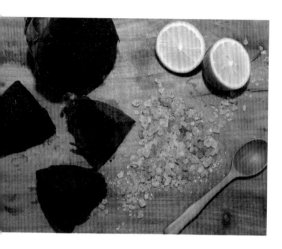

2｜紅龍果醬

適合型態 > 醣質型，但若搭配得
　　　　　宜，其他型態一樣適合
應用範圍 > 抹麵包、搭配優格、戚
　　　　　風蛋糕沾醬

材料 > 新鮮火龍果600公克、檸檬
　　　1顆、冰糖120公克

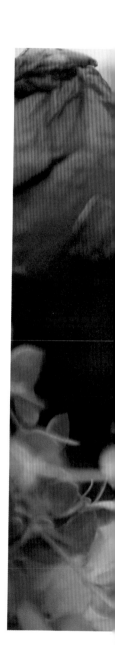

作法 >

1. 將火龍果去皮切丁後，檸檬榨汁、去籽，玻璃罐不含蓋子放入烤箱，以90℃
   加熱約30分鐘，殺菌及烘乾。

2. 火龍果丁、檸檬汁和冰糖一起在鍋中以大火煮沸。沸騰後，鍋中有愈來愈多
   的桃紅色小泡泡浮在表面，此時將火轉為中火，並以木湯匙開始持續攪拌，
   熬煮約60分鐘。

3. 以木匙測試鍋中的果漿，滴落時會有拉長的漿柱，即可趁熱裝罐，蓋緊後瓶
   口朝下倒置半小時，即可造成密封效果。

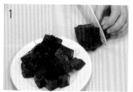
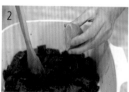
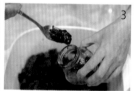

🔴🔴 龐德飲食的健康關鍵

火龍果的營養價值在於富含鈣、磷、鐵等礦物質，還有植物性蛋白質和水溶性膳
食纖維，有促進細胞代謝的功能；而豐富的花青素已知具有抗自由基和抗發炎的
好處，是糖尿病和高血壓族群少數可以攝取的水果。

每年6月至中秋節為火龍果盛產期，這個期間的火龍果味道最甜

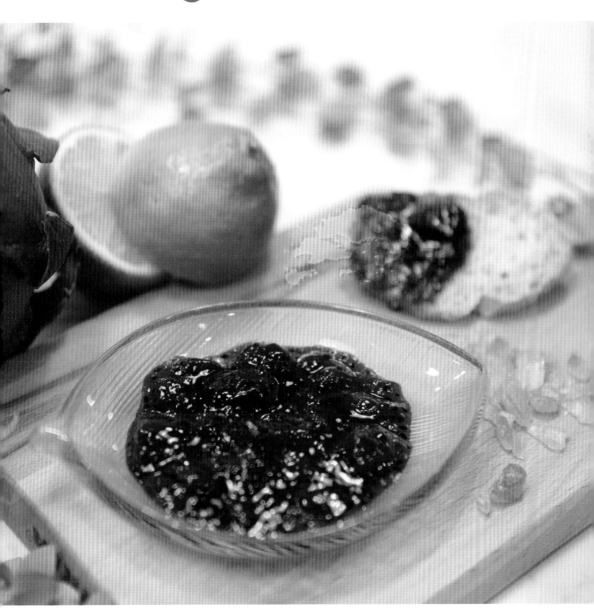

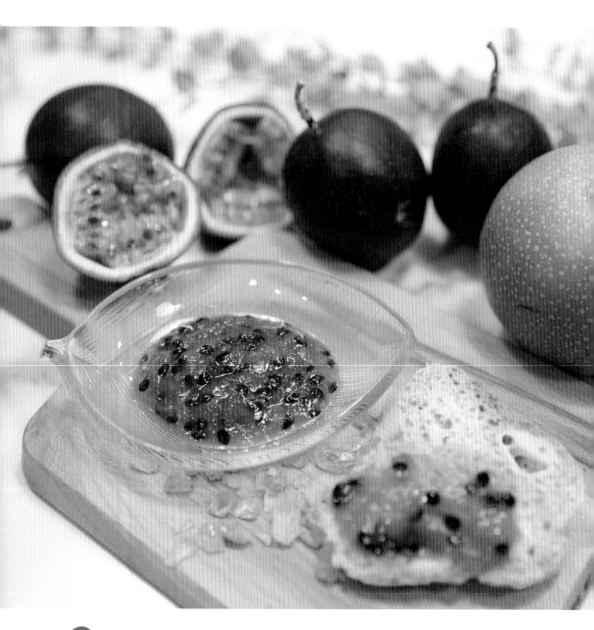

時令 每年7月初至春節為百香果生產期，臺灣高接梨盛產於7月至9月間

百香果醬 3

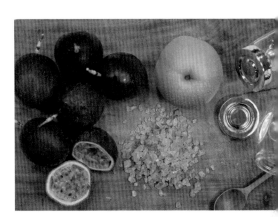

適合型態 > 醣質型，但若搭配得宜，其他型態一樣適合
應用範圍 > 抹麵包、沙拉淋醬、搭配優格、料理肉品的佐醬

材料 > 新鮮百香果1200公克、水梨1顆、冰糖300公克

作法 >

1. 百香果洗淨切開取出果實，水梨用湯匙刮成長條或泥狀，加入百香果汁中混合均勻。

2. 加入冰糖一起在鍋中以大火煮沸。沸騰後，鍋中有明顯的黃色泡泡浮在表面，此時將火轉為中火，並以木湯匙開始持續攪拌，熬煮約50分鐘。

3. 舉起木匙測試鍋中的果漿，滴落時會有拉長的漿柱，即可趁熱裝罐，蓋緊後瓶口朝下倒置半小時，即可造成密封效果。

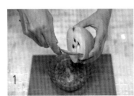
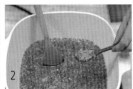
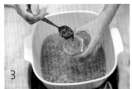

●● 龐德飲食的健康關鍵

百香果是水果中最具有抗發炎和抗氧化效果的水果，除了做成果醬外，加水調製成沙拉淋醬是龐德餐最經典的用法。（詳見PART4「龐德經典沙拉」作法說明）

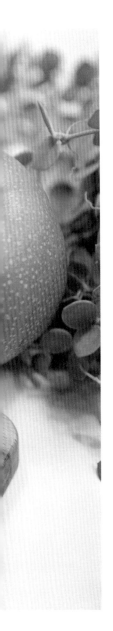

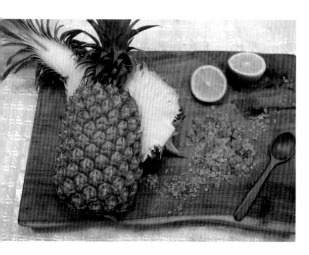

4 | 鳳梨果醬

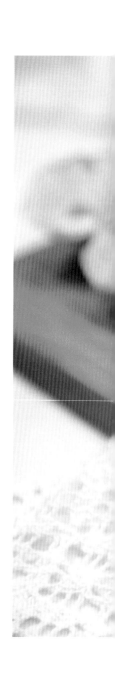

適合型態 > 醣質型
應用範圍 > 抹麵包、搭配優格、戚風蛋糕沾醬

材料 > 新鮮鳳梨肉600公克、檸檬1顆、冰糖150公克

作法 >

1. 將鳳梨去心後切小丁,鳳梨心切塊以果汁機攪打成泥,加入檸檬汁和冰糖一起在鍋中以大火煮沸。

2. 沸騰後,鍋中有明顯的黃色小泡泡浮在表面,此時將火轉為中小火,並開始持續攪拌,熬煮約90分鐘。

3. 舉起攪拌匙測試鍋中的果漿,果粒緊緊沾黏在木匙上不會滑落時,即可趁熱裝罐,瓶蓋旋緊後瓶口朝下倒置半小時,即可造成密封效果。

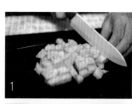

1

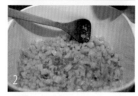

2

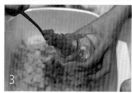

3

●● 龐德飲食的健康關鍵

鳳梨和百香果同列水果中最具有抗發炎和抗氧化的水果,而鳳梨中的鳳梨酵素具有抗發炎、增加免疫力及溶解血栓的三大功效,很適合三高代謝症候族群適量食用。

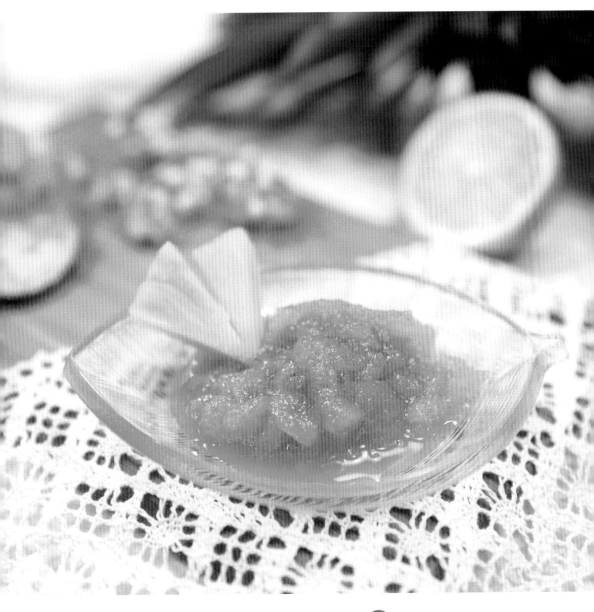

時令　每年6、7、8月為鳳梨生產期

時令 每年夏天為九層塔產期，大蒜則可在4月間採買，置放在通風乾燥的地方保存

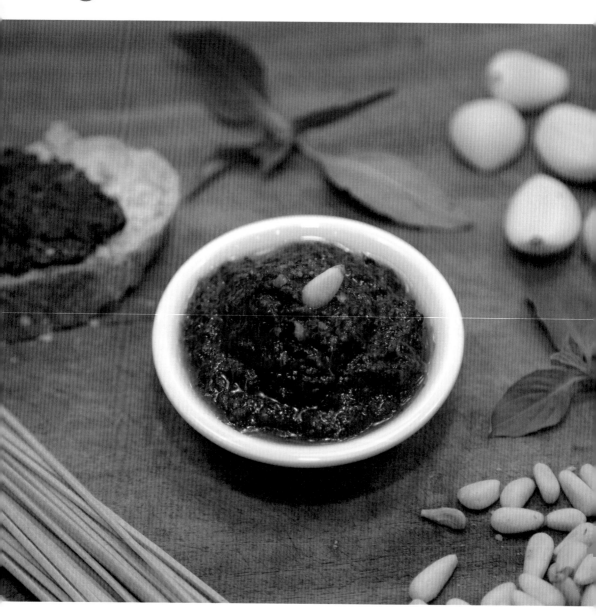

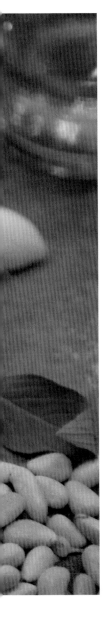

5 ｜ 松子蒜仁青醬

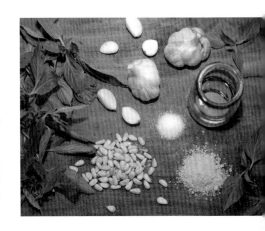

適合型態 > 蛋白質型

應用範圍 > 抹麵包、烤大蒜麵包、拌義大利麵

材料 > 紅梗九層塔80公克、冷壓初榨橄欖油80公克、鹽5公克、大蒜30公、帕瑪森起司50公克、松子30公克

作法 >

1. 九層塔洗淨以熱水殺菁後擦乾，冷凍的起司以料理機打碎後備用。

2. 將橄欖油、九層塔、鹽、大蒜一起用研磨機攪打成泥。

3. 再加入起司和松子混合攪打成漿，若希望有堅果顆粒的口感，可以保留一部分松子，於最後再加入略打碎即可。

4. 裝罐後須冷藏，想要長時間儲存則要放在冷凍庫。

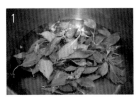
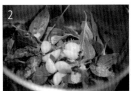
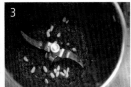

●●● 龐德飲食的健康關鍵

冷壓初榨橄欖油和松子皆提供人體需要的好油，加上大蒜特有的風味，龐德青醬是很典型符合多項龐德原則的好油醬料，對於心血管疾病和肥胖者，可以說是好吃又不胖的食物。

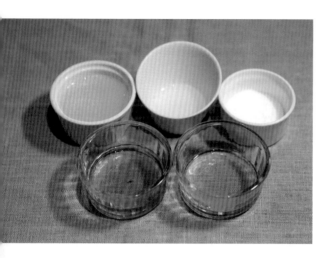

6 | 柑橘蜂蜜油醋醬

適合型態 > 混合型
應用範圍 > 拌沙拉

材料 > 新鮮柳橙汁30公克、新鮮檸檬汁10顆、有機蜂蜜20公克、橄欖油90公克、鹽少許

作法 >

將以上材料放入鋼盆中，以打蛋器混和均勻即可。

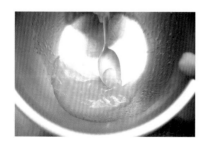

●● 龐德飲食的健康關鍵

這個醬料是從典型的地中海油醋醬微調而成，檸檬的酸味加上柳橙汁的微甜口感，再搭配清爽不油膩的橄欖油，隨意搭配任何時令蔬菜，就是一盤龐德輕沙拉，是三高症的首選醬料。

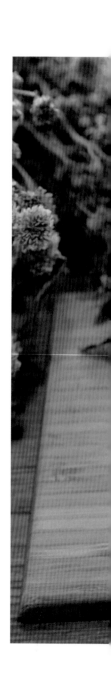

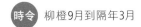
時令 柳橙9月到隔年3月

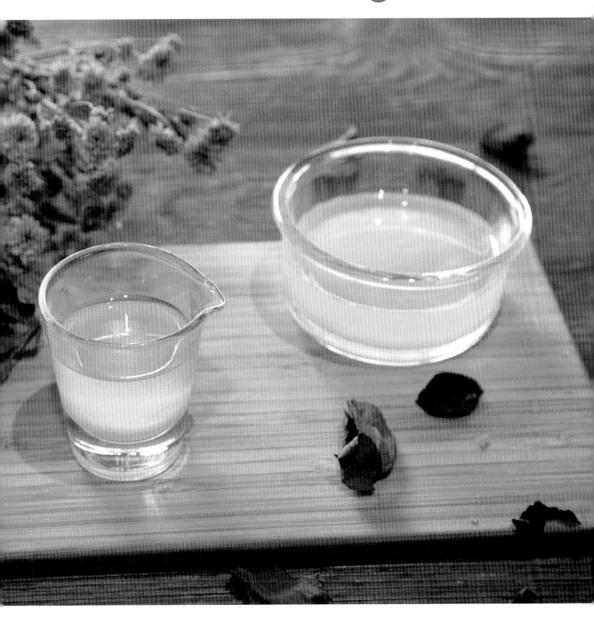

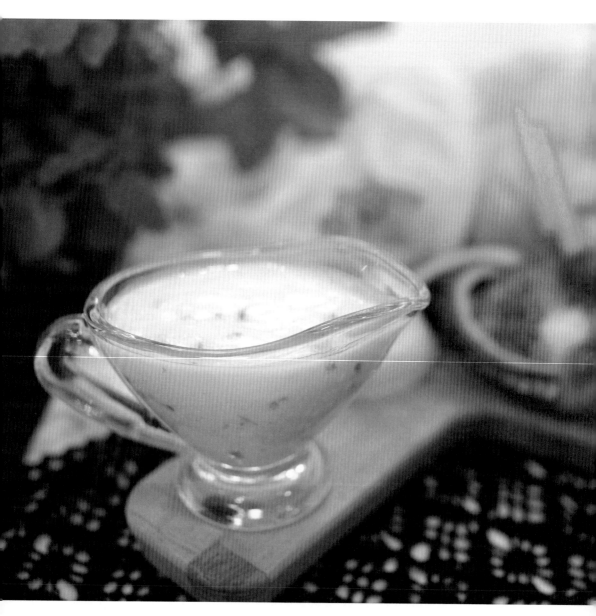

時令 四季皆宜

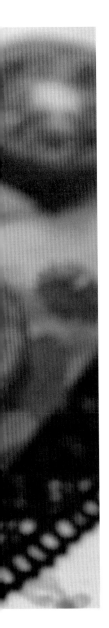

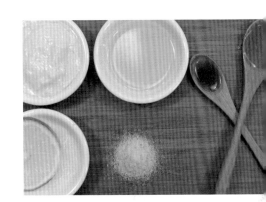

7 │ 原味 優格醬

適合型態 > 蛋白質型

應用範圍 > 搭配蔬菜水果沙拉、抹麵包、鬆餅淋醬、冰淇淋醬、甜點淋醬，與麻醬混合成涼麵醬，可取代美乃滋

材料 > 每份約50公克。原味豆漿優格40公克、橄欖油5公克、蜂蜜4公克、檸檬汁1公克、香草精0.2公克、玫瑰鹽0.01公克（提味用極少量）

作法 >

1. 將所有材料置於碗中。

2. 以湯匙手動攪拌，或以手持式電動攪拌機攪至均勻即可。切勿過久，以免發泡影響口感。

3. 以刨刀刮少許檸檬皮裝飾，蜂蜜可增加甜味，檸檬汁增加酸味，香草精可增加香氣，可依喜好增減。

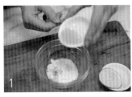

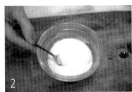

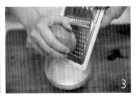

●● 龐德飲食的健康關鍵

符合龐德飲食第三原則──每天食用低升糖指數的豆類。以黃豆製成的優格醬，除了低升糖的好處，還增加了好菌成分。一般市售美乃滋以沙拉油、糖、蛋混合製成，油脂與熱量很高，以高濃度豆漿優格醬取而代之，既維持原有口感，且符合低油脂低熱量，健康清爽的目的。

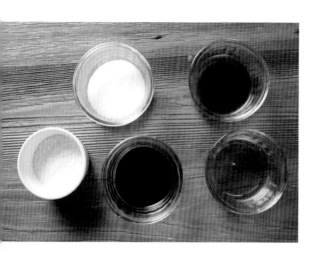

8 | 覆盆子巴沙米克油醋

適合型態 > 各種型態，搭配不同食材比例製作即可
應用範圍 > 蘸麵包、拌沙拉

材料 > 覆盆子醋20公克、巴沙米克醋10公克、糖15公克、橄欖油
　　　90公克、鹽少許

作法 >

將以上材料放入鋼盆中，以打蛋器混和均勻即可。

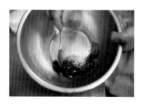

●● 龐德飲食的健康關鍵

覆盆子果實屬於低升糖指數的水果，含有豐富的維生素A、C以及鈣、鉀、鎂、大
量纖維，製作成醋能提供酸甜可口的滋味，和來自葡萄為主原料，以義大利傳統
釀製的巴沙米克醋混搭，不但能提味和去油膩，更是一道十分具有抗氧化功效的
拌醬。

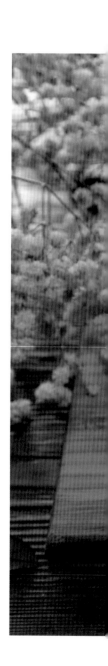

時令 四季皆宜

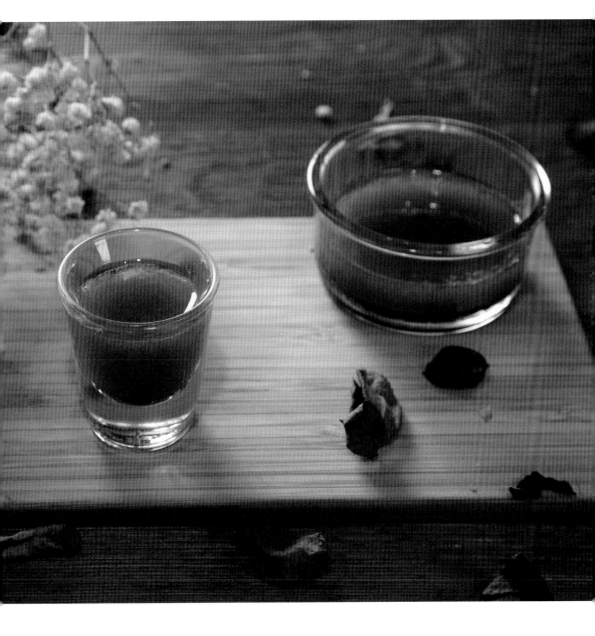

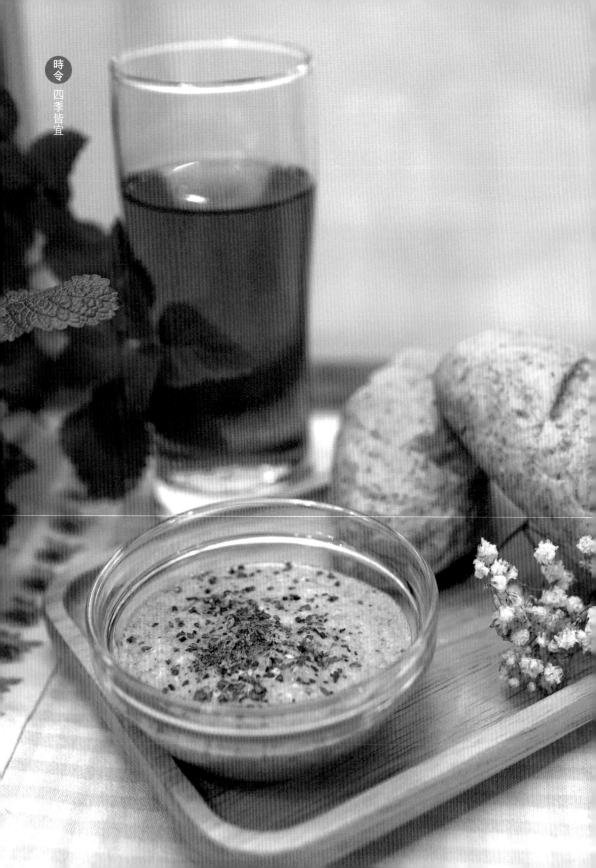
時令 四季皆宜

羅勒優格醬 9

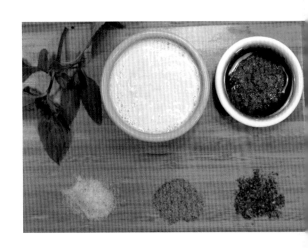

適合型態 > 醣質型
應用範圍 > 搭配蔬菜水果沙拉、抹麵包、義大利麵、沾醬

材料 > 每一份約50公克。原味豆漿優格20公克、市售有機羅勒醬30公克、黑胡
　　　椒粉0.1公克、乾燥羅勒葉0.02公克、玫瑰鹽0.01公克（提味用極少量）

作法 >

1. 將材料置於碗中（乾燥羅勒葉可最後灑在醬料表面）。

2. 以湯匙手動攪拌，或以手持式電動攪拌機攪至均勻即可。切勿過久，以免發
　 泡影響口感。

3. 市售羅勒醬皆有經過調味，加入豆漿優格可降低熱量，讓口味更清爽。黑胡
　 椒粉與羅勒可增加香氣，可依喜好增減。

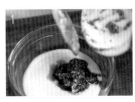
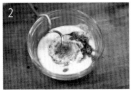

●● **龐德飲食的健康關鍵**
　一般市售醬料調味較重，熱量較高。以一定比例混合高濃度豆漿優格醬，維持原
有的口味，降低油脂與熱量，增加了好菌的成分及健康元素。

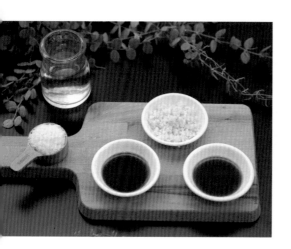

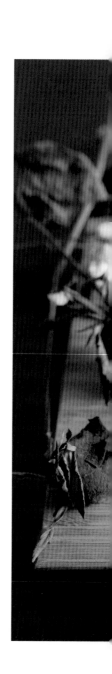

10 ｜民族風味豌豆粉醬汁

適合型態 > 醣質型、混合型
應用範圍 > 本來做為雲南豌豆粉的醬汁，亦可做為各式蔬菜類涼拌

材料 > 烏醋1/2小匙、醬油1小匙、冰糖少許、蒜泥少許、冷開水15C.C.

作法 >

1. 將烏醋、醬油、冰糖少許，以開水15C.C.混合攪拌調勻。

2. 加入少許蒜泥拌勻。

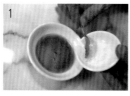
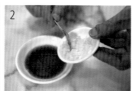

●● **龐德飲食的健康關鍵**
大蒜為龐德飲食重要代表食材，在臨床上已證實對改善高血壓有幫助，大蒜泥加上好醬油的調味料，方便又容易製作。本醬料主要應用在不加鹽或其他調味料的菜餚中。

時令　四季皆宜

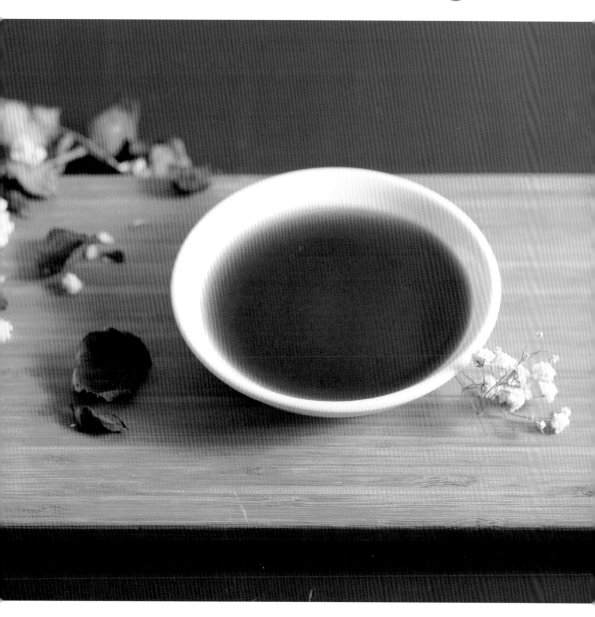

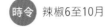 辣椒6至10月

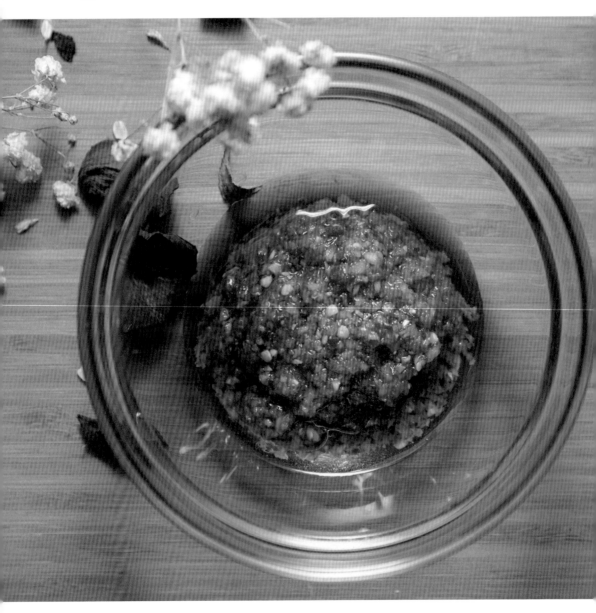

11 ｜ 龐德 天然辣椒醬

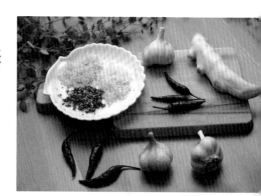

適合型態 > 三類型態皆宜
應用範圍 > 佐餐沾醬、搭配沙拉亦可

材料 > 嫩薑100公克、大蒜100公克、辣椒50公克、麻油1小匙、香油適量

作法 >

1. 將食材剁碎成細末混合。

2. 取剁碎細末100公克（剩餘食材冷藏，下餐炒菜時可用），倒入1小湯匙麻油，再倒入香油至蓋過所有食材，油封後即可食用。

3. 取油封後的辣椒醬約2小匙、蜂蜜半小匙、蕃茄醬1小匙、醬油1大匙、開水約20C.C.，將以上醬料混合並攪拌均勻。

4. 上述為基本作法，可依自己喜好酌量加減。成品分小罐裝，每罐都要油封，置於冰箱冷凍。

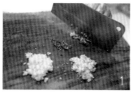
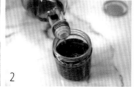

1　2

●● 龐德飲食的健康關鍵

以龐德飲食原則製作的辣椒醬，主角是辣椒、大蒜和嫩薑，只使用好油將此三項促進人體新陳代謝的天然辛香料，均勻混合裝罐，不添加任何糖、鹽、人工甘味等調味料，符合新鮮、完整、自然的精神，多食對健康有益。

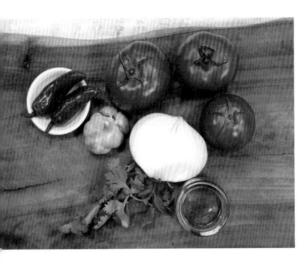

龐德
莎莎醬 | 12

適合型態 > 混合型
應用範圍 > 沙拉拌醬、麵包土司蘸醬、拌麵或拌飯皆可

材料 > 牛蕃茄3顆、洋蔥半顆、大蒜1球、墨西哥辣椒2條、香菜1小撮、冷壓初榨
　　　橄欖油適量

作法 >

1. 牛蕃茄切小丁,其餘食材皆切末,備用。

2. 將所有食材放入大碗混合,淋上3大匙冷壓初榨橄欖油攪拌均勻即可。

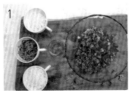
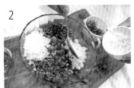

●● 龐德飲食的健康關鍵

龐德莎莎醬是最能展現龐德飲食風采的醬料,單是內含的蔬菜就有5種,符合龐
德第一原則多食蔬果,其中的洋蔥和大蒜又符合第九原則,冷壓初榨橄欖油則符
合第八原則,單是莎莎醬本身就具有抗氧化和抗發炎、降三高的超級益處。

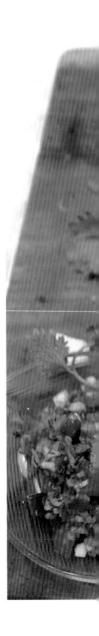

冬天是牛蕃茄的產季，大蒜可在4月間採購並放置於通風乾燥處備用，洋蔥和香菜產季在春季

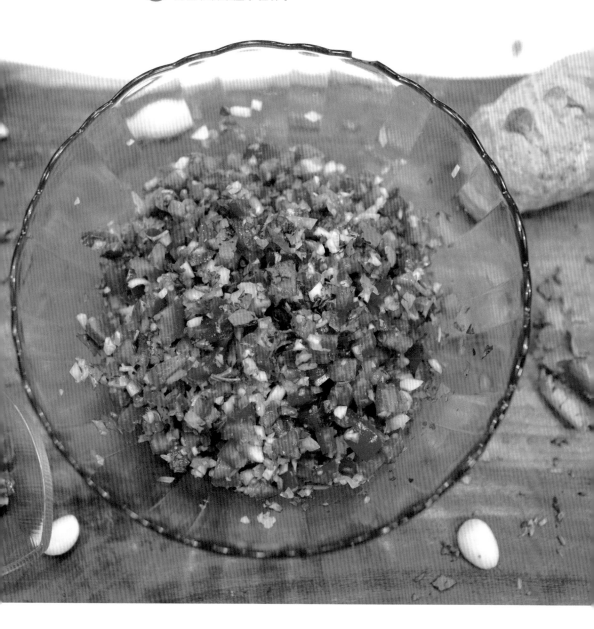

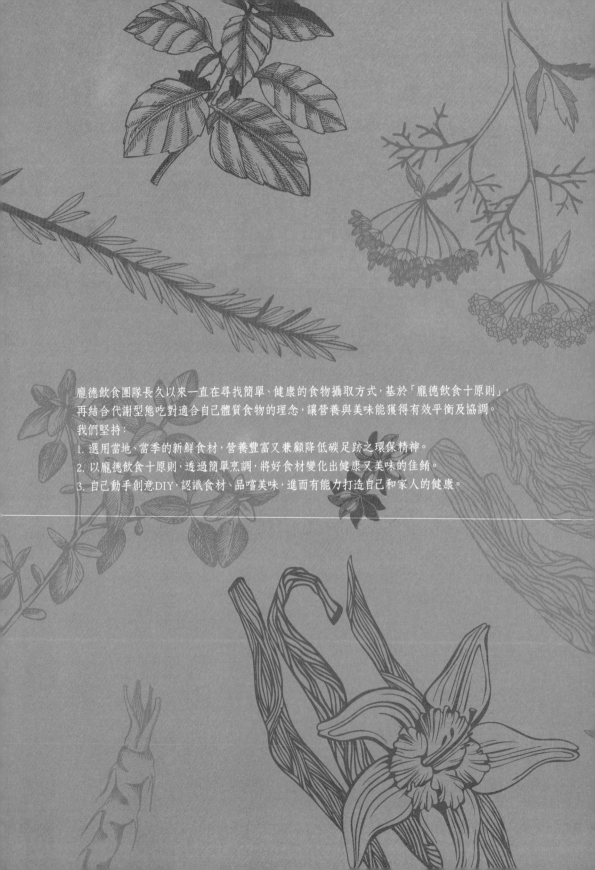

龐德飲食團隊長久以來一直在尋找簡單、健康的食物攝取方式,基於「龐德飲食十原則」,
再結合代謝型態吃對適合自己體質食物的理念,讓營養與美味能獲得有效平衡及協調。

我們堅持:

1. 選用當地、當季的新鮮食材,營養豐富又兼顧降低碳足跡之環保精神。

2. 以龐德飲食十原則,透過簡單烹調,將好食材變化出健康又美味的佳餚。

3. 自己動手創意DIY,認識食材、品嚐美味,進而有能力打造自己和家人的健康。

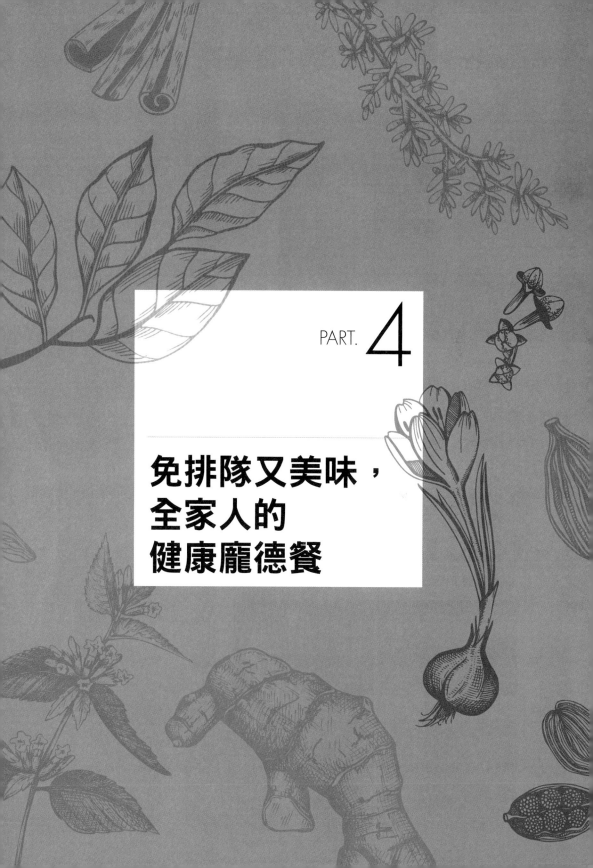

PART. 4

免排隊又美味，
全家人的
健康龐德餐

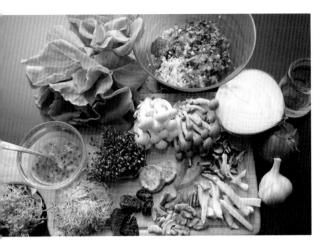

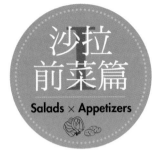

沙拉
前菜篇
Salads × Appetizers

1 | 龐德
經典沙拉

適合型態 > 混合型
應用範圍 > 搭配湯品、麵包，少量肉品

材料 > 在地美生菜1顆、4種有根芽菜1小碟、4種有機菇類約2小碟、4種低溫風乾水
果各20片、6種低溫烘焙堅果碎8湯匙、龐德莎莎醬16湯匙（參考P.98）、百香果
醬16湯匙（參考P.80），以上材料約8人份

作法 >

1. 將美生菜剝開清洗，並利用脫水盒脫水至乾。切洗所有芽菜、有機菇類等生鮮食材
後，將菇類皆切成長條狀，並煮燙約3分鐘。

2. 將新鮮美生菜大片大片的平鋪於餐盤中間，各式芽菜、菇類及低溫風乾水果平鋪
於餐盤周圍，再於美生菜上方添加些許芽菜、果乾及綜合堅果碎點綴。

3. 最後，淋上美味的龐德莎莎醬和百香果醬各2湯匙。

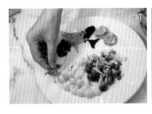
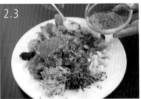

●●● 龐德飲食的健康關鍵

龐德經典沙拉是龐德飲食第一道開發的菜餚，也是具備龐德飲食十原則的經典代表作，
可以一次攝取到25種新鮮、天然的抗氧化食物。8年來，我們不斷修正並創造出完美的沙
拉組合，絕對能喚醒全身細胞代謝能量，更希望人們會因為龐德經典沙拉，真心愛上攝
取蔬菜和水果。

在地美生菜10至隔年3月，菇類四季皆有，
牛蕃茄1至4月，有根芽菜四季皆有

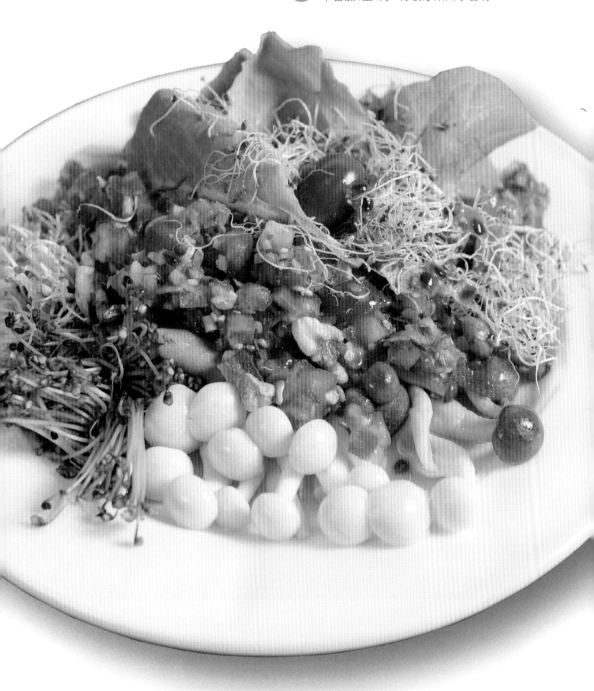

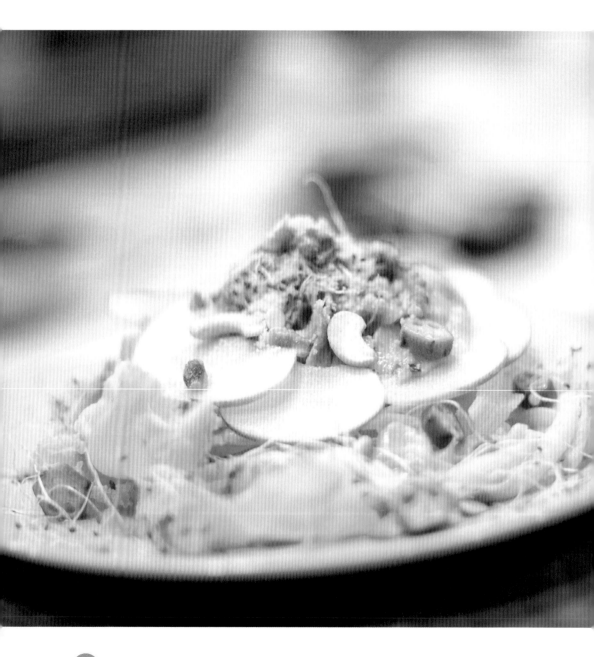

2 | 龐德療癒沙拉

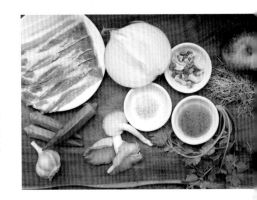

適合型態 > 蛋白質型
應用範圍 > 搭配湯品、麵包

材料 > 在地美生菜1顆、有根芽菜苜蓿芽1小碟、秋葵8根、鮑魚菇2大朵、蘋果4顆、5種低溫烘焙堅果碎半碗、洋蔥半顆、大蒜8瓣、香菜1小把、梅花豬肉薄片半斤、和風芝麻醬3湯匙、起司粉1湯匙

作法 >

1. 將美生菜剝開清洗，並利用脫水盒脫水至乾。切洗芽菜、秋葵（切成星狀）、鮑魚菇（切成長條狀）、蘋果（切成薄片狀）。

2. 鮑魚菇和秋葵煮燙約3分鐘至熟。

3. 將洋蔥、大蒜、香菜清洗後，切成碎末與和風芝麻醬拌勻。

4. 將豬肉片燙熟，並加入步驟3的醬料拌勻。

5. 將新鮮美生菜大片大片的平鋪於餐盤中間，然後鋪上5片豬肉片，再將芽菜、鮑魚菇鋪在豬肉片上層，接著將星狀秋葵及綜合果仁點綴在沙拉最上方，最後鋪上蘋果片及淋些芝麻醬和起司粉。

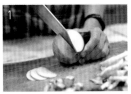
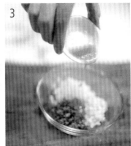
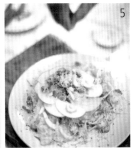

●● 龐德飲食的健康關鍵

龐德飲食第五原則建議少喝奶類，而本沙拉是龐德飲食中少數使用奶製品的料理，在這道充滿各式蔬、芽、菇、果中，我們使用起司粉和芝麻醬拌肉片，清爽的蔬菜搭配奶類、芝麻醬及堅果的濃郁風味，增加沙拉的反差美味性，讓每一口都有多種不同類的食物，充滿幸福和滿足感，更有療癒功能。

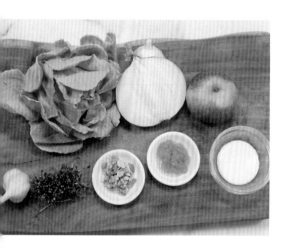

3 ｜ 運動前馬拉松沙拉

適合型態 > 醣質型

應用範圍 > 運動前沙拉，搭配湯
品、麵包

材料 > 奶油萵苣1/2顆、有根芽紫
高麗菜苗1/2小碟、5種低
溫烘焙堅果碎1/2湯匙、蘋
果1顆、洋蔥1/5顆、大蒜2
瓣、手作鳳梨果醬汁（參考
P.82）、馬修優格1湯匙

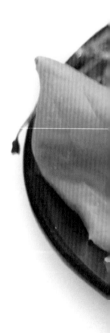

作法 >

1. 將奶油萵苣剝開清洗，並利用脫水盒脫水至乾。洗芽菜、蘋果切成薄片狀。

2. 將洋蔥、大蒜洗淨後切成碎末。

3. 將新鮮奶油萵苣平鋪於餐盤中間，然後放上高麗菜苗，最後舖上蘋果片及
灑上洋蔥、大蒜和堅果碎。

4. 將手作鳳梨果醬汁（果肉少許）和馬修優格拌勻，淋2大湯匙在沙拉上。

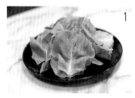 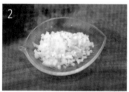 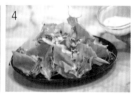

●● 龐德飲食的健康關鍵

本沙拉適合當作運動強度達中高衝擊性，且運動時間超過1小時以上的運動前食
物攝取。搭配1片全麥吐司後，形成醣：蛋白質＋脂肪＝70%：30%，提供運動中的
糖分需求。優質蛋白質和脂肪支持長時間運動，並節省肌肉肝醣的使用。萵苣與
鳳梨、蘋果有助於運動中的抗氧化。

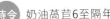 時令 奶油萵苣6至隔年3月，鳳梨6至8月，蘋果1至7月

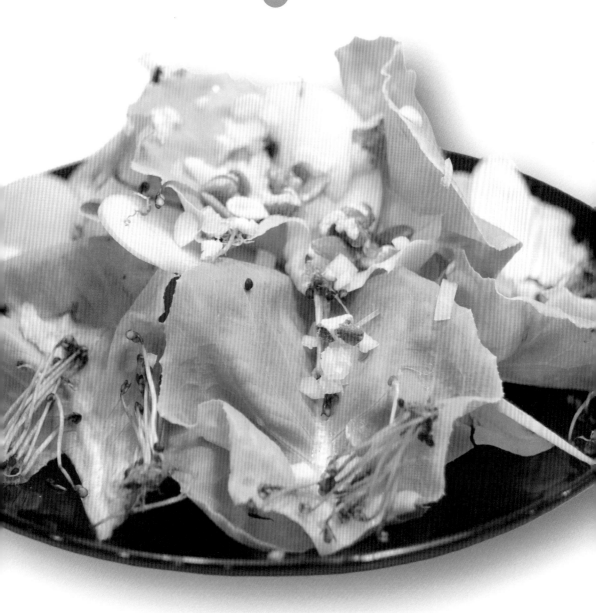

時令 奶油萵苣9至隔年3月，蘋果1至7月

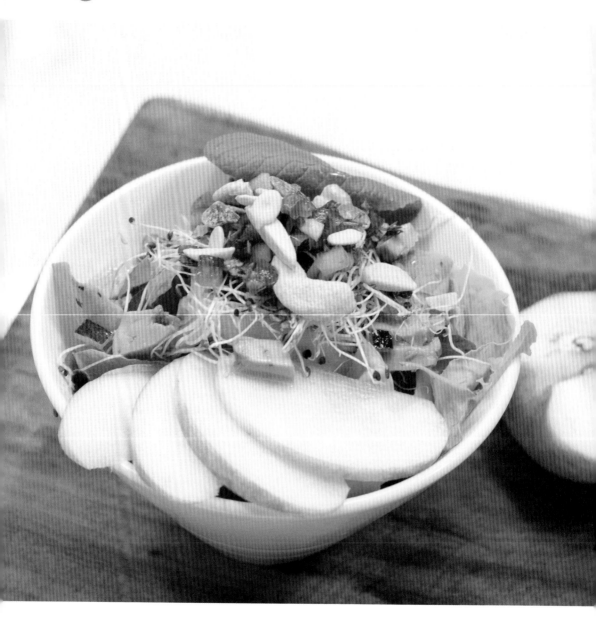

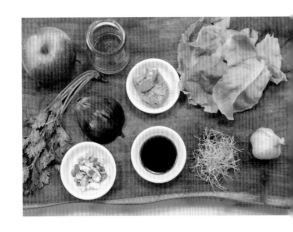

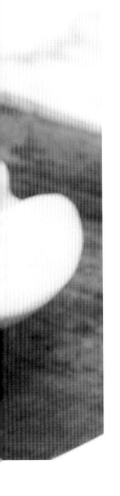

運動後重訓沙拉 4

適合型態 > 蛋白質型

應用範圍 > 運動後沙拉，搭配湯品、麵包

材料 > 奶油萵苣1/2顆、有根芽苜蓿芽1/2小碟、鱈魚肝1/2罐、蘋果1顆、5種低溫烘焙堅果碎1匙、洋蔥1/5顆、大蒜2瓣、香菜1小把、橄欖油1/2匙、紅葡萄酒醋1匙

作法 >

1. 將奶油萵苣剝開清洗，並利用脫水盒脫水至乾。洗淨芽菜、蘋果（切成薄片狀）。

2. 將洋蔥、大蒜、香菜洗淨後切成碎末，再拌勻。

3. 將新鮮奶油萵苣平鋪於餐盤中間，再放上苜蓿芽，加入鱈魚肝後鋪上蘋果片，並灑上堅果碎。

4. 將紅葡萄酒醋淋上沙拉，即完成。

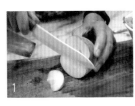

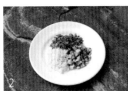

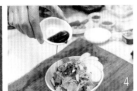

> ●● 龐德飲食的健康關鍵
>
> 本沙拉可作為運動後1小時內的飲食補充，以修補肌肉為主要目的。主要的三大營養素比例為醣：蛋白質＋脂肪＝40％：60％，提高的優質蛋白質和脂肪比例用來增加肌肉營養支持。萵苣、蘋果和龐德三兄弟（洋蔥、大蒜、香菜）的功用在於小量回補醣分及抗氧化作用。

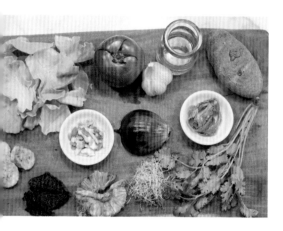

5 | 鯷魚繽紛早餐沙拉

適合型態 > 混合型

應用範圍 > 搭配湯品、麵包，配紅茶

材料 > 福山萵苣1/2顆、牛蕃茄2顆、鯷魚1罐、有機苜蓿芽1/2小碟、低溫風乾紅龍果2片、鳳梨乾2片、芭蕉乾2片、5種低溫烘焙堅果碎1湯匙、紫洋蔥1/3顆、大蒜8瓣、香菜1小把、橄欖油適量、全麥麵包丁適量

作法 >

1. 將福山萵苣剝開清洗，並利用脫水盒脫水至乾。

2. 將牛蕃茄洗淨切丁，洋蔥、大蒜、香菜洗淨後切成碎末，加入橄欖油，再與鯷魚全部拌勻。

3. 將萵苣平鋪於餐盤中間，加入有機苜蓿芽後，再加入步驟2的鯷魚醬整盤拌勻，舖上紅龍果乾、鳳梨乾、芭蕉乾，並灑上堅果碎。

4. 最後放些乾的全麥麵包丁（亦可加1顆水煮蛋）即完成。

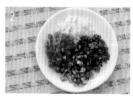
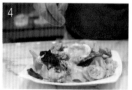

●● 龐德飲食的健康關鍵

鯷魚個體雖然小，但含汞量少，也符合吃小魚較環保的理念。鯷魚的營養除了含有蛋白質外，更含有Omega-3，在這道沙拉中和五顏六色的蔬菜，形成一道不但美味，而且是抗發炎的好食物。很適合高血脂和高血壓的人食用，更適合給忙碌的現代人一天生活充滿能量的開始。

時令 福山萵苣9至隔年3月，牛蕃茄1至4月，紫洋蔥1至3月

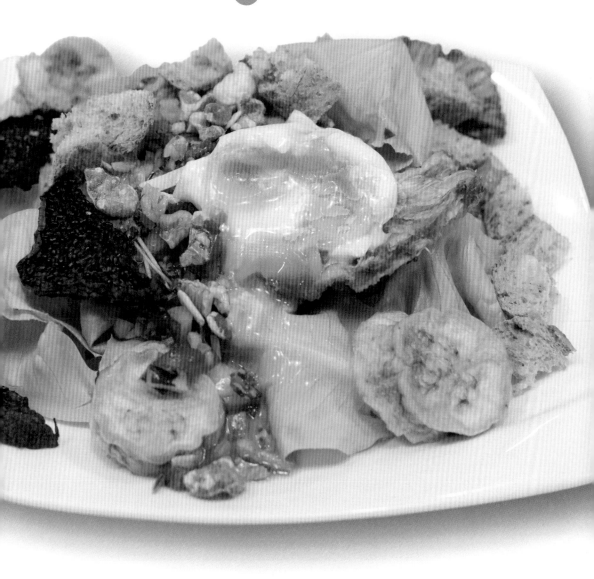

綜合生菜沙拉1份（在地美生菜、蘿蔓生菜及紫包心生菜10至隔年4月、綠捲鬚生菜及紅捲鬚生菜全年皆有、酪梨7至隔年4月）

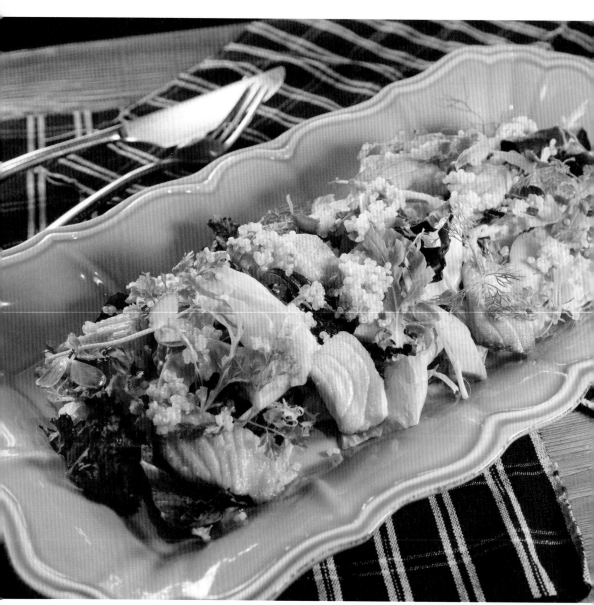

煎　藜　6
鮭　麥
魚　酪
　　梨
　　沙
　　拉

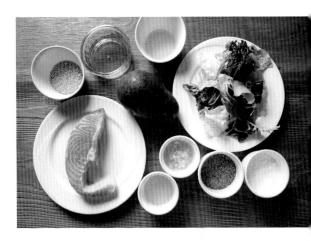

適合型態 > 蛋白質型
應用範圍 > 搭配湯品、麵包，綠茶

材料 > 新鮮鮭魚120公克、藜麥20公克、酪梨40公克、綜合生菜沙拉1份、柑
　　　橘蜂蜜油醋醬適量、新鮮乾蔥碎10公克、檸檬汁適量、鹽適量、現磨黑
　　　胡椒適量、橄欖油少許

作法 >

1. 藜麥洗淨後，以200C.C.的水小火煮至熟，並用鹽、黑胡椒、橄欖油調味，備
用。

2. 鮭魚以鹽、黑胡椒調味後，以橄欖油煎至熟，同時將綜合生菜、新鮮乾蔥碎
混合。

3. 將步驟2的沙拉以檸檬汁、柑橘蜂蜜油醋醬調味裝盤，放上去皮的酪梨、煮
熟的藜麥與煎過的鮭魚即可。

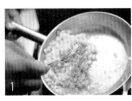 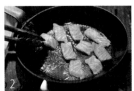 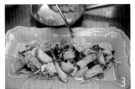

●● 龐德飲食的健康關鍵

符合好油、好醋、好蛋白質的一盤沙拉。同時符合龐德飲食第一原則，每天吃到
5～9份蔬果、第二原則每天攝取深海魚類（Omega-3）、第七原則多吃全穀類、第
八原則攝取橄欖油和第九原則多吃洋蔥和大蒜。

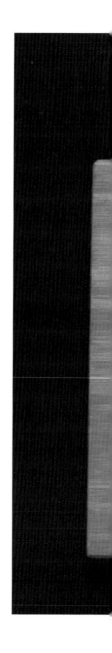

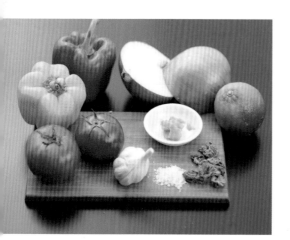

7 | 涼拌紅、黃椒

適合型態 > 醣質型
應用範圍 > 搭配飯、稀飯、麵，
　　　　　　搭配沙拉或擺盤用

材料 > 紅、黃椒各2顆、洋蔥1顆、
　　　蒜約12至15瓣、甜梅1顆、
　　　味噌1匙、牛蕃茄1顆、冰
　　　糖2匙、檸檬3顆

作法 >

1. 甜梅去籽並將果肉切末，牛蕃茄切末，味噌加10C.C.水溶化後，將上述材料
   與冰糖一同熬成稠醬，備用。

2. 將檸檬榨汁、蒜切末，兩者混合後，置於碗中備用。

3. 紅、黃椒切一口丁（約2.5 X 0.5公分），洋蔥切絲，汆燙後冰鎮，瀝水。

4. 將瀝水後的紅、黃椒、洋蔥與步驟1的醬料及步驟2的醃漬蒜、檸檬汁倒入鍋
   中攪拌均勻，入冰箱冷藏，約2小時入味後，即可食用。

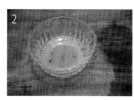

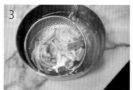

●● 龐德飲食的健康關鍵

這道簡單又美味的沙拉，主角紅椒和黃椒都屬於甜椒，含有豐富的維他命A、B、
C和鈣、磷、鐵，也是具有高抗氧化功能的超級蔬菜，吃起來有些甜味而且多汁，
適合生食，也可和其他蔬菜拌炒，增添菜肴的顏色。

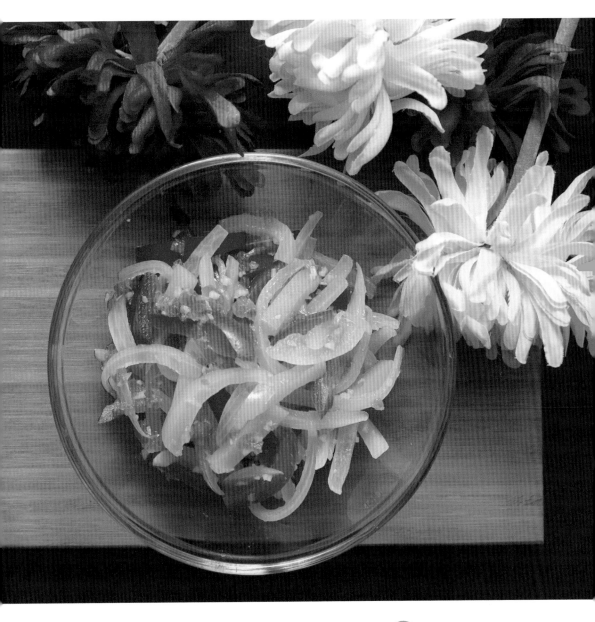

時令 紅黃彩椒11至隔年4月

時令 牛蕃茄1至4月，高麗菜8至隔年4月

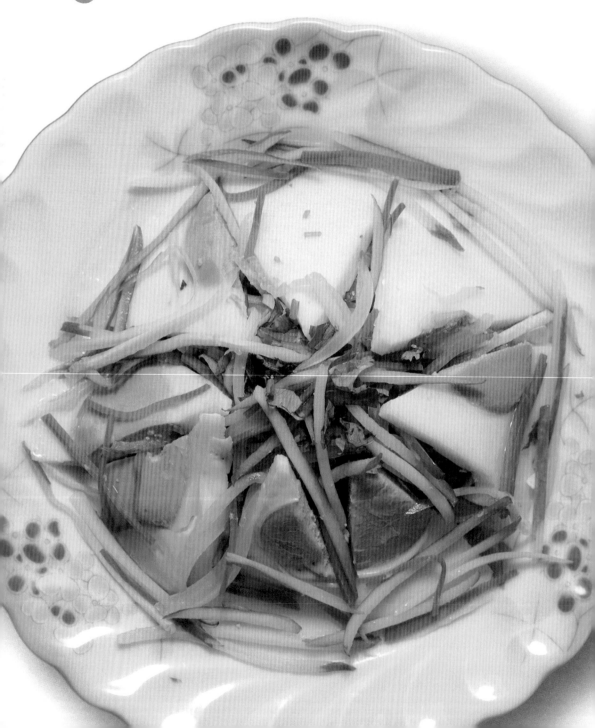

涼拌荷包蛋 8

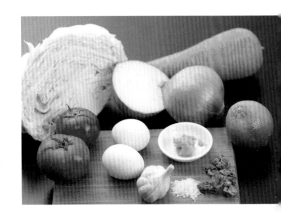

適合型態 > 蛋白質型
應用範圍 > 搭配飯、稀飯、麵

材料 > 雞蛋3顆、洋蔥1/6顆、高麗菜
　　　約3大片、紅蘿蔔1小段、蒜8至
　　　10瓣、甜梅1顆、味噌1匙、牛
　　　蕃茄1顆、冰糖1匙、檸檬1顆

作法 >

1. 甜梅去籽並將果肉切末，牛蕃茄切末，味噌加10C.C.水溶化後，將上述材料與
   冰糖一同熬成稠醬，備用。

2. 蛋去殼打於瓷盤中（蛋黃擺於中間），擦手紙沾濕鋪於鍋底，再放入電鍋蒸
   熟，備用。

3. 洋蔥及紅蘿蔔切絲，汆燙後冰鎮，瀝水；高麗菜切細絲，備用。

4. 將高麗菜絲攏起鋪於盤中，再放上洋蔥絲，蒸好的蛋切成6塊，再放於其上，撒
   上紅蘿蔔絲，將醬料及蒜瓣、榨好的檸檬汁於碗中攪拌均勻，淋至菜上即可。

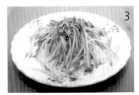
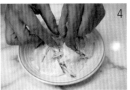

●● **龐德飲食的健康關鍵**
以典型的龐德飲食十原則中的蔬菜和洋蔥、大蒜，所含有的抗氧化營養素，加上
雞蛋中天然的卵磷脂，這樣的組合無疑是保護心血管的一道美味佳餚。

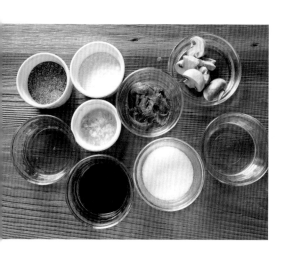

巴沙米克油醋醃蘑菇

9

適合型態 > 混合型
應用範圍 > 拌義大利麵、搭配麵包

材料 > 蘑菇400公克、乾蔥碎50公克、鯷魚30公克、巴沙米克醋150公克、過濾水100公克、橄欖油50公克、鹽適量、糖適量、現磨黑胡椒適量

作法 >

1. 蘑菇洗淨擦乾,不去蒂頭對切,在平底鍋內放入1/2分量的橄欖油加熱,放入蘑菇後略煎30秒再翻動,再停留30秒後將蘑菇自平底鍋取出。

2. 鍋內放入剩餘1/2分量的橄欖油、乾蔥碎、鯷魚,以小火拌炒2至3分鐘後,加入巴沙米克醋及水,煮滾後加入炒過的蘑菇,並以鹽、糖、黑胡椒粉調味。

3. 放涼醃漬半日入味即可。

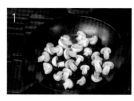
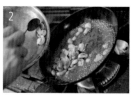

●● **龐德飲食的健康關鍵**

巴沙米克(Balsamic)醋是以葡萄果實為主原料,在義大利以傳統方式釀製,顏色黑黑的,但酸中帶甜,很能提味和去油膩。蘑菇雖是蔬菜,含有較高的蛋白質,加上橄欖油的橄欖多酚,不但是好蛋白質和好油的沙拉小品,也很抗氧化。

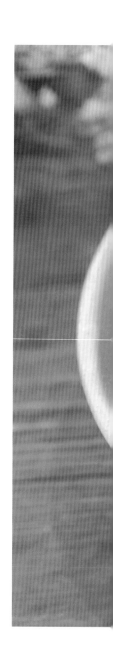

時令 蘑菇四季皆有

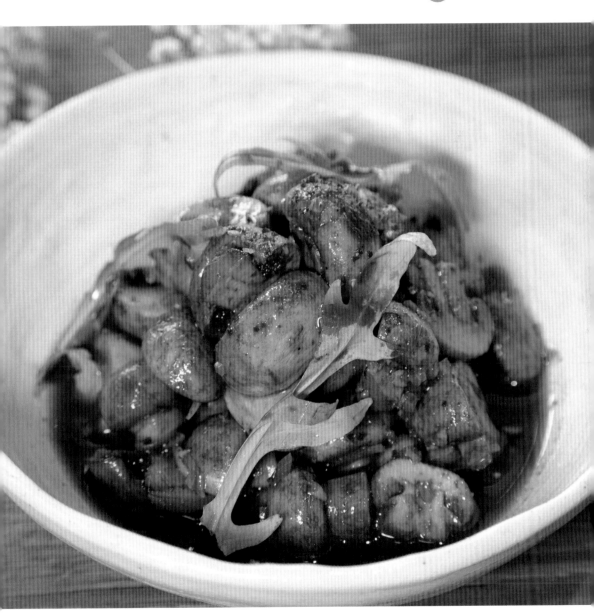

時令　聖女蕃茄12至隔年3月，玉米筍5至8月、紅黃彩椒11至隔年4月

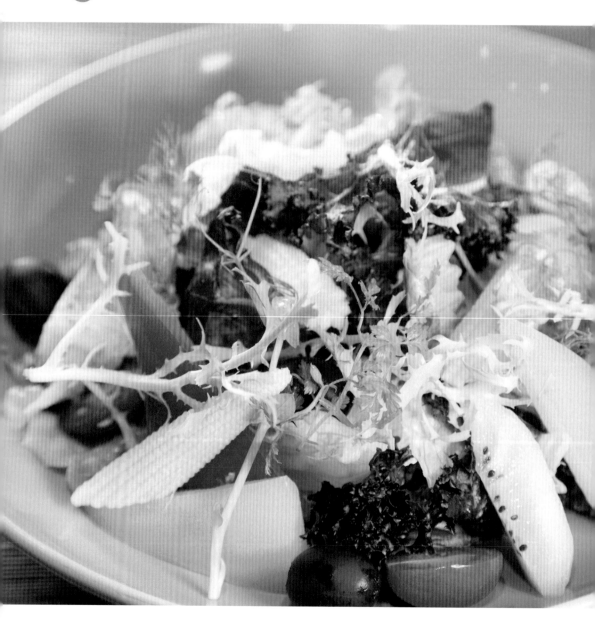

10

花園水果沙拉
佐覆盆子
巴沙米克油醋

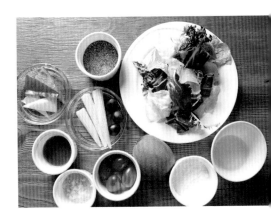

適合型態 > 醣質型
應用範圍 > 搭配湯品、燉飯、綠茶

材料 > 綜合生菜沙拉1份、新鮮聖女蕃茄5顆、玉米筍3根、紅黃彩椒各20公克、黑橄欖20公克、奇異果1顆、新鮮乾蔥碎10公克、覆盆子巴沙米克油醋（參考P.90）適量、檸檬汁適量、鹽適量、現磨黑胡椒適量

作法 >

1. 小蕃茄洗淨後切半備用，玉米筍洗淨並以滾水汆燙3分鐘後，再冰鎮3分鐘，切至適當大小備用。

2. 紅黃彩椒洗淨後，切適當大小備用，將黑橄欖的汁液瀝乾後備用，奇異果洗淨、去皮，並切成3 X 3公分的大小備用。

3. 將以上材料與綜合生菜、新鮮乾蔥碎、覆盆子巴沙米克油醋、檸檬汁、鹽、現磨黑胡椒拌勻裝盤即可。

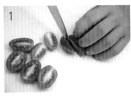
1

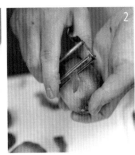
2

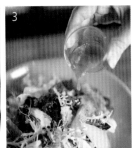
3

●● 龐德飲食的健康關鍵

豐富的蔬菜和水果，提供足量的維他命和礦物質，以及五顏六色的抗氧化植化素，很適合多天大餐後的生理調理，幫助身體淨化和促進代謝。

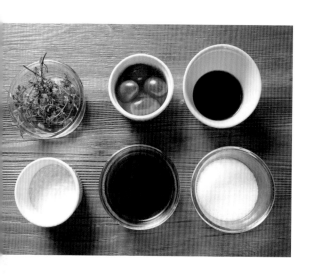

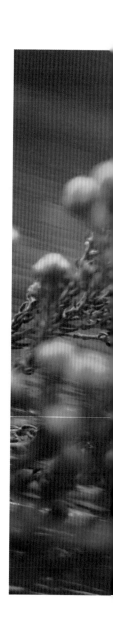

紅酒醃聖女蕃茄｜11

適合型態 > 醣質型
應用範圍 > 搭配沙拉

材料 > 聖女蕃茄300公克、紅酒400公克、紅酒醋80公克、糖150公克、新鮮百里香1小束、鹽1小撮

作法 >

1. 在聖女蕃茄的末端以水果刀劃十字，以滾水汆燙20秒後，放入冰水中冰鎮5分鐘，瀝乾，將蕃茄皮剝除備用。

2. 紅酒放入鍋中煮滾後，再以小火煮至剩餘1/2時加入紅酒醋、糖及新鮮百里香，放涼後加入步驟1的聖女蕃茄，放置冰箱醃漬一晚後，即可享用。

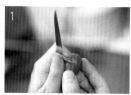
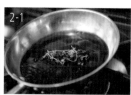
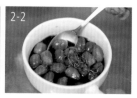

●● 龐德飲食的健康關鍵

「蕃茄紅了，醫生的臉就綠了」，因為蕃茄含有豐富的茄紅素，有研究指出茄紅素的高抗氧化能力，可以讓壞的膽固醇減少氧化合成，加上紅酒中的多酚，更是最好的抗氧化物，因而可以降低心血管疾病罹患率。

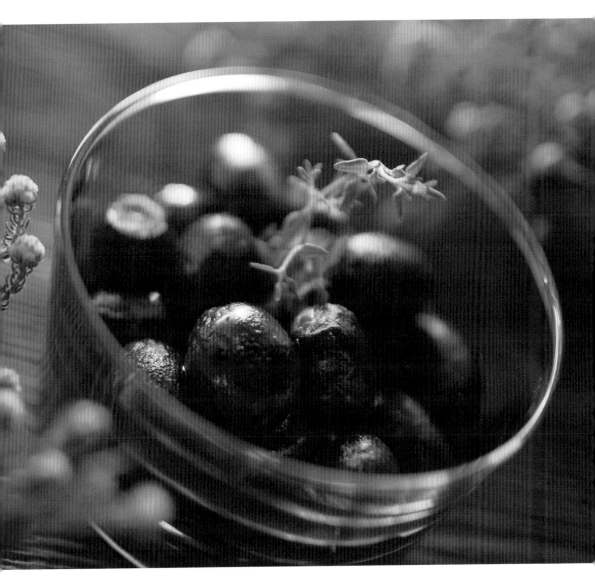

時令 聖女蕃茄12至隔年3月

時令　甜菜根的種植時期平地10至11月，高冷地3至4月

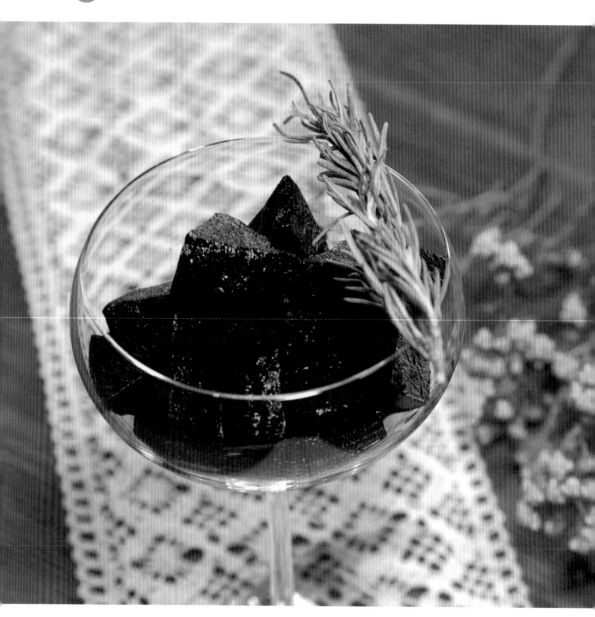

12 | 涼拌有機甜菜根

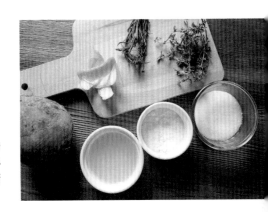

適合型態 > 醣質型
應用範圍 > 搭配湯品、麵包

材料 > 甜菜根1顆、新鮮柳橙汁200公克、柳橙皮半顆、新鮮百里香1小束、新鮮迷迭香1小束、鹽及糖適量

作法 >

1. 甜菜根洗淨擦乾後，將蒂頭及根部切除，以鋁箔紙包覆，放入烤箱後以150℃烤2小時至中心軟透，烤箱以150℃預熱20分鐘。

2. 自烤箱取出放涼至可操作溫度，將外皮剝除，並切至5 X 5公分的大小。

3. 將步驟2的甜菜根與柳橙汁、柳橙皮、新鮮百里香、新鮮迷迭香混合均勻，並以適量鹽、糖調味後，放至冰箱醃漬一晚入味即可。

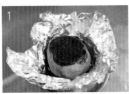 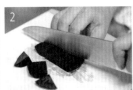 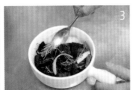

●● **龐德飲食的健康關鍵**

根據研究發現，甜菜植物中含有機硝酸鹽，是幫助降低血壓的關鍵物質，而其內的「甜菜紅素」（Betacyanin），是具抗癌性的極佳抗氧化劑。此外，甜菜根的硝酸鹽會轉化為一氧化氮，在作用過程中同時會降低吸氧量，讓運動較不會疲累，對於運動員來說，是很好的食物。

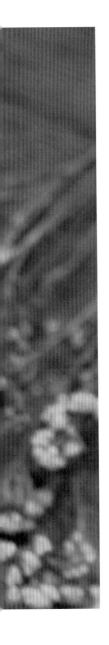

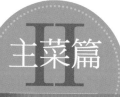

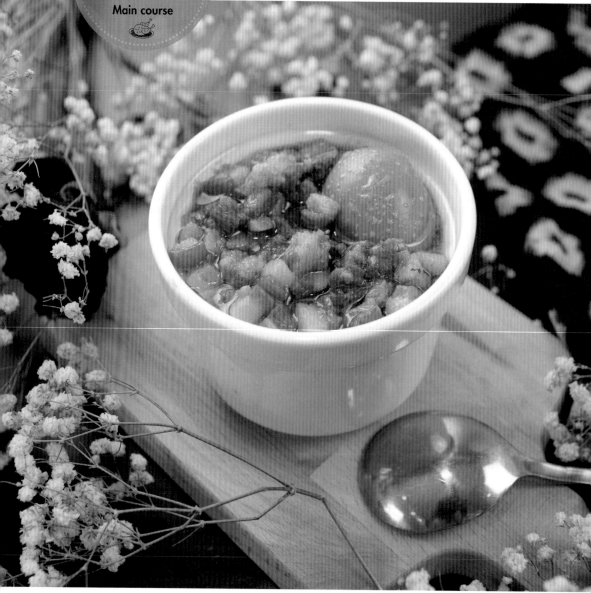

時令 四季皆宜

1 ｜龐德 古早味肉燥

適合型態 > 蛋白質型
應用範圍 > 搭配飯、麵、饅頭，燙青
　　　　　菜淋汁

材料 > 雞蛋10顆、五花肉條2斤、大
　　　蒜10瓣、紅蔥頭5大顆、橄欖
　　　油適量、天然釀造醬油適量

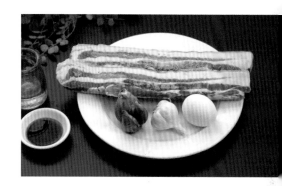

作法 >

1. 將雞蛋放入電鍋內鍋，電鍋外鍋加1杯水蒸熟，待冷卻後剝殼。大蒜和紅蔥頭洗淨、切碎末，五花肉條切成約1 X 0.5公分左右的肉丁。

2. 將剝好殼的白煮蛋放入炒菜鍋內，加入天然釀造醬油，用小火煮至上色，再將整鍋連醬油一同倒入電鍋內鍋中，備用。

3. 用2湯匙的橄欖油爆香大蒜及紅蔥頭（也可用炸豬油的方式爆香），爆香至大蒜呈金色時，將五花肉丁加入翻炒。

4. 炒好的五花肉丁倒入內鍋，並加上約2滿杯的水，讓肉燥和蛋完全浸在湯汁裡，外鍋放1.5杯水，並將內鍋放入電鍋蒸約15分鐘即要離鍋，否則肉質會不好吃。

提醒 拌炒五花肉末時，要用小火並隨時檢查火力與上色狀況，讓肉色保持漂亮。試味道時，若喜愛偏甜口味，可在此時加入5公克冰糖。

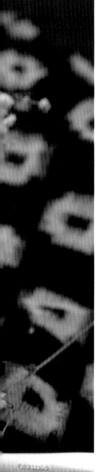

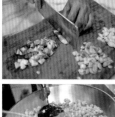

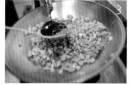

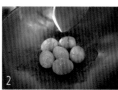

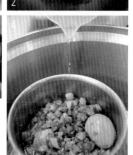

●● 龐德飲食的健康關鍵

肉燥在臺灣傳統餐桌上很常見，但肉燥含豐富油脂，不符合現代人減少油脂攝取為健康飲食的原則，而被約束食用。本食譜大量使用了紅蔥頭和大蒜，並用橄欖油低溫烹調，其過程完全符合龐德飲食原則，而每次少量食用則符合健康、美味原則。

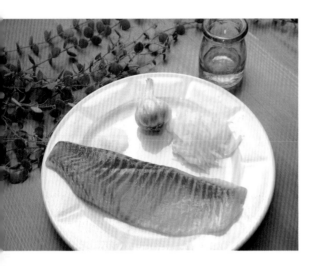

適合型態 > 蛋白質型
應用範圍 > 配飯或配麵，老少咸宜

材料 > 臺灣鯛排1包、煮酸辣湯用酸筍少許、大蒜約12至15瓣、鹽少許、橄欖油少許

作法 >

1. 臺灣鯛排切6塊，酸筍與蒜以1：1的分量混合切泥，備用。

2. 臺灣鯛排抹薄鹽，淋上橄欖油醃5分鐘後，鋪放於磁盤，置於大鍋或蒸籠內，鍋內放適量的水。

3. 將酸筍蒜泥均勻鋪灑於魚排上，待水燒開後，蒸5分鐘即可。

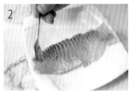
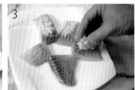

●● 龐德飲食的健康關鍵

鯛魚富含優質的蛋白質，提供人體生長和組織修補的必需胺基酸，也含有鈣、鉀、硒，是三高症的好食物。大蒜和酸筍增加了鯛魚的風味，也提供每日所需的天然抗生素和纖維素。

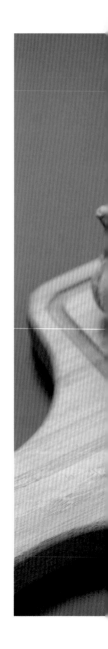

時令　四季皆宜

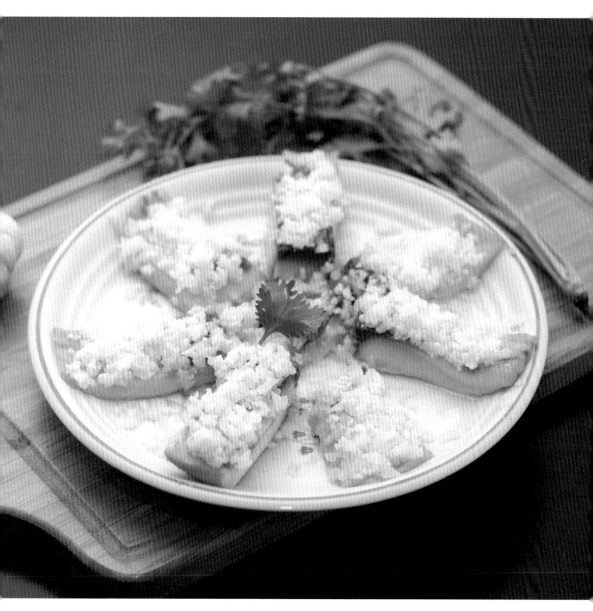

四季皆宜

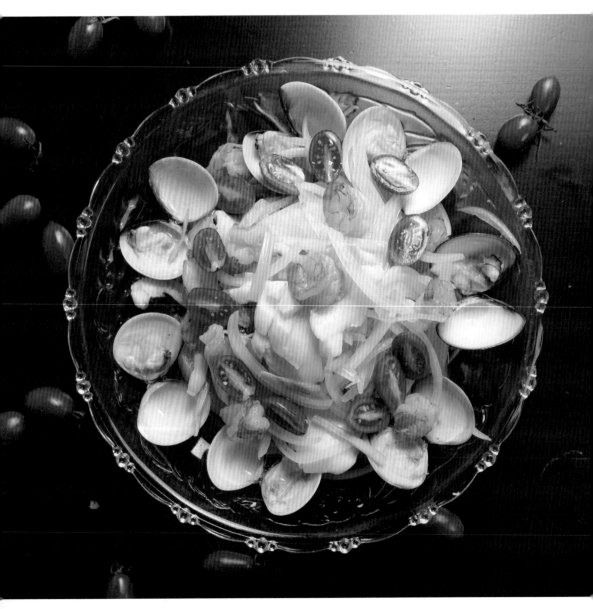

3 涼拌海鮮

適合型態 > 蛋白質型，若搭配得宜，
　　　　　其他型態一樣適合

應用範圍 > 下飯、配稀飯，搭配沙拉
　　　　　或涼拌麵亦可

材料 > 花枝1/4尾、蝦仁12尾、蛤蜊
8粒、芹菜1小段、小蕃茄6顆、洋蔥
少許、大蒜少許、香菜少許、檸檬半
顆、細冰糖1大匙、開水15C.C.

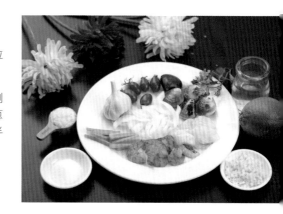

作法 >

1. 將檸檬榨汁後，與冰糖、鹽少許、開水拌勻，備用。

2. 花枝及芹菜切成約2.5X0.5公分的細條狀，蝦仁整尾、蛤蜊整顆、洋蔥切絲，
   皆汆燙後冰鎮5分鐘，再瀝水，備用。

3. 小蕃茄對半切，香菜用冷開水洗淨、切粗塊，備用。

4. 將步驟2的食材及步驟1的醬汁、小蕃茄一起倒入碗中拌勻，再灑上香菜即
   可。

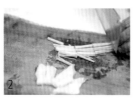
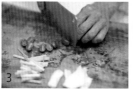
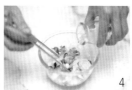

2　　　　3　　　　4

●● 龐德飲食的健康關鍵

加了龐德三兄弟——洋蔥、大蒜、香菜的涼拌海鮮，已是風味十足的口感，其中還
有芹菜和小蕃茄使色彩繽紛，具有抗氧化和抗發炎的功能，是很經典的龐德料理。

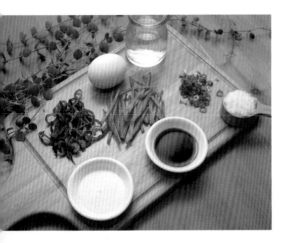

4 | 龐德
三色蛋

適合型態 > 蛋白質型
應用範圍 > 配飯或配麵，老少咸宜

材料 > 雞蛋5顆、木耳少許、紅蘿
蔔少許、蔥少許、冷開水
300C.C.、醬油1小匙、鹽少
許、冰糖少許

作法 >

1. 木耳及紅蘿蔔切細絲，蔥切花，備用。

2. 將蛋打於小鍋中，加入所有調味料及冷開水，並用打蛋器充分攪拌均勻（蛋
   液建議過篩2至3次，才會比較滑順漂亮）。

3. 將木耳及紅蘿蔔細絲及蛋液倒入瓷碗中攪拌均勻，再灑上蔥花，用耐熱保鮮
   膜封口。

4. 瓷碗放入電鍋，需以蒸架與鍋底隔離，外鍋倒入量米杯8成水，等開關跳起
   後，再悶5分鐘即可。

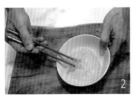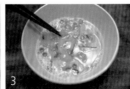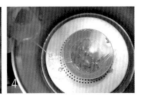

●● 龐德飲食的健康關鍵

茶碗蒸也可以很龐德，鮮黃色的蛋液加入紅蘿蔔、木耳和蔥花，沒有肉類也能補
充蛋白質，還有彩色的蔬菜提供纖維和好醣，能有效將三高症中的心血管負擔減
到最低。

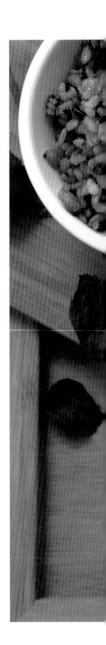

時令　四季皆宜

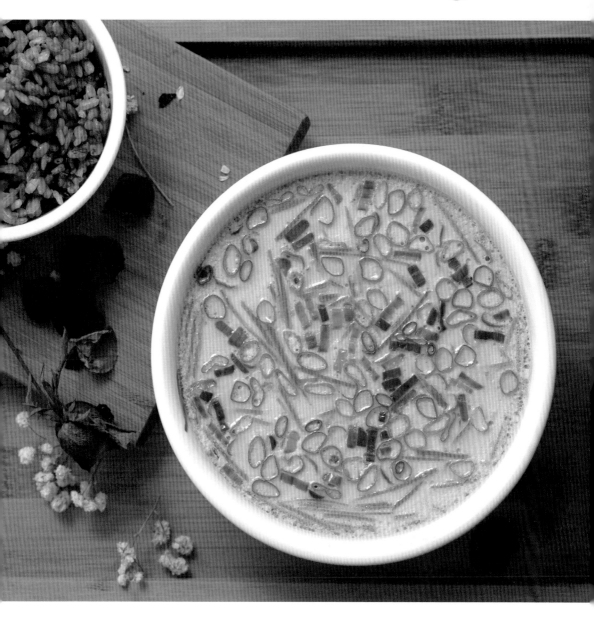

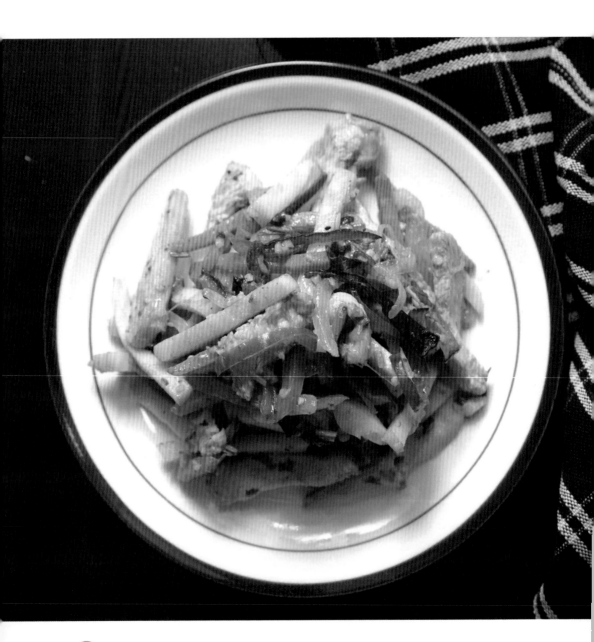

時令　四季皆宜

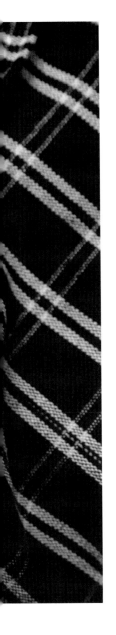

5 | 五色
繽紛雞絲

適合型態 > 蛋白質型

應用範圍 > 配飯或配麵，老少咸宜

材料 > 雞胸肉半付、洋蔥少許、紅蘿蔔1小段、黑木耳少許、青椒1/3顆、竹筍1/3顆、蔥少許、香菜1小把、蒜約5瓣、嫩薑少許、味噌1/2小匙、冰糖1/2小匙、蔭豆豉1/2小匙、豆瓣醬1/2小匙、鹽1/3匙、醬油1小匙、米酒1小匙、香油1小匙、太白粉2匙

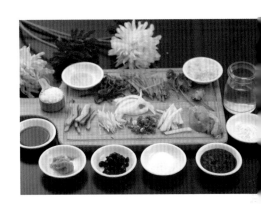

作法 >

1. 將味噌、冰糖、蔭豆豉、豆瓣醬、鹽加入10C.C.水溶化後拌勻，備用。

2. 雞胸肉切成約2.5X0.3公分，加入醬油、米酒及香油醃約5分鐘後，加太白粉拌勻。

3. 煮一鍋水，待水滾時，將雞胸肉汆燙（水再滾時立刻撈起）後，倒入冷水中，將太白粉洗掉，瀝水備用。

4. 紅蘿蔔、洋蔥、黑木耳、青椒及竹筍皆切絲，洋蔥絲及紅蘿蔔絲汆燙後冰鎮，瀝水備用。蒜及薑切末，蔥切段，香菜切細塊備用。

5. 開中小火，冷鍋時倒少許油，等油熱時將步驟4的五色絲下鍋炒約30秒，再加入蒜末、薑末及蔥段，拌炒約15秒，再加入步驟1的醬汁及步驟3的雞肉，拌炒約20秒，關火後再加入香菜拌勻。

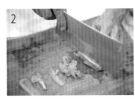
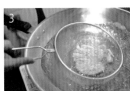
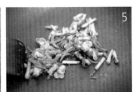

●● 龐德飲食的健康關鍵

龐德飲食主張少食紅肉，雞肉和魚肉則成為符合龐德飲食的肉類原則。青、赤、黃、白、黑的五色蔬菜，不但具備東方飲食的彩色，也符合龐德飲食的每日多蔬果，五色入五臟，賞心悅目之外，吃得也均衡。

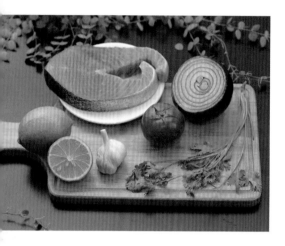

6 │ 莎莎鮭魚

適合型態 > 蛋白質型
應用範圍 > 配飯、配麵包、搭配
　　　　　沙拉

材料 > 紫洋蔥1/4顆、牛蕃茄1
　　　顆、大蒜3瓣、香菜2小
　　　把、檸檬汁30C.C.、國王
　　　鮭魚300公克

作法 >

1. 莎莎醬：紫洋蔥、蕃茄、大蒜、香菜
   切末攪拌，擠入檸檬汁，加入少許
   黑胡椒調味。

2. 香煎鮭魚：將國王鮭魚切成2X2公
   分小丁，煎至熟香，撒少許鹽、黑胡
   椒調味。

3. 將上述二者混合拌勻即可。

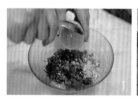
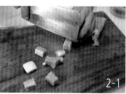
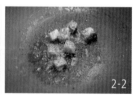

●● **龐德飲食的健康關鍵**

洋蔥和大蒜是龐德飲食的重要主角，皆富含「蒜素」，有強烈的氣味，對心血管具
有抗氧化與保護的作用，能有效降低血壓與血脂。大蒜具有「天然抗生素」的殺
菌功能，洋蔥對改善失眠則有助益，而香菜具有辛香升散，可促進胃腸蠕動。龐
德三兄弟一出現，再加上深海魚類，三高就怕了！

時令　四季皆宜

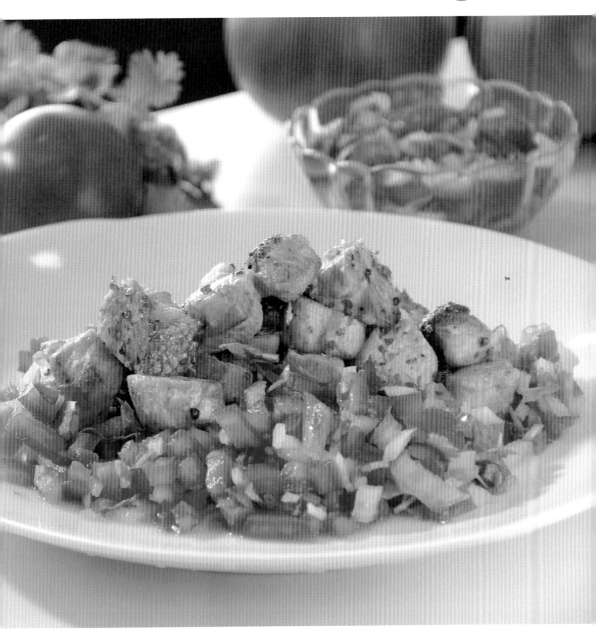

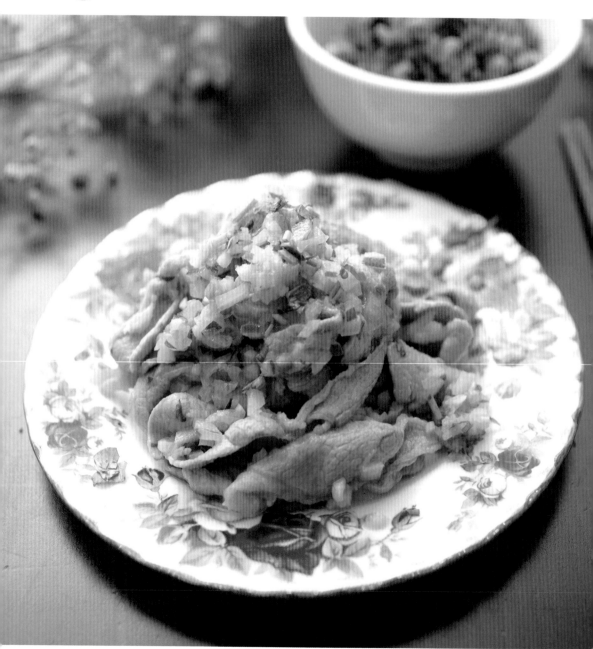

時令 四季皆宜

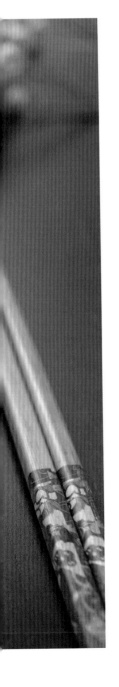

7 ｜和風芝麻豬肉片

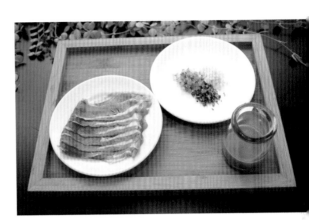

適合型態 > 蛋白質型
應用範圍 > 配飯、配稀飯、搭配沙拉或拌湯麵亦可

材料 > 梅花肉300公克、洋蔥1/4顆、香菜1小把、大蒜6瓣、和風芝麻醬2湯匙

作法 >

1. 將洋蔥、香菜、大蒜洗淨瀝乾後，切碎備用。

2. 梅花肉清洗後切薄片，然後將梅花肉片汆燙（水再滾時立刻撈起）。

3. 撈起燙熟的梅花肉片置於大碗中，灑上切碎的洋蔥、香菜和大蒜。

4. 再倒入兩湯匙的和風芝麻醬，將肉片、洋蔥、香菜和大蒜充分拌勻即可。

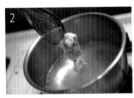
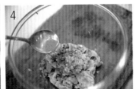

●● **龐德飲食的健康關鍵**

食用少量且優質的紅肉，不高溫煎炸而以低溫蒸煮方式，是龐德飲食強調的飲食重點。使用洋蔥、香菜、大蒜或檸檬等自然的酸辛香料來調味，不會增加心血管的負擔。

8 | 煎烤雞胸肉佐季節時蔬

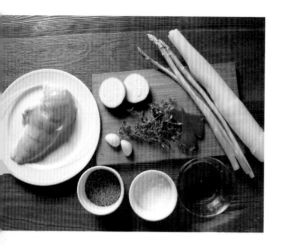

適合型態 > 蛋白質型

應用範圍 > 配少量飯或麵，配湯當
作一餐

材料 > 去骨帶皮雞胸肉1片、綠櫛瓜
30公克、紅甜椒30公克、筊
白筍30公克、蘆筍30公克、
鹽適量、現磨黑胡椒適量、
橄欖油適量、新鮮百里香1小
束、新鮮拍碎蒜頭適量

作法 >

1. 綠櫛瓜、紅甜椒、筊白筍、蘆筍切成適當大小、洗淨備用。

2. 預熱平底鍋，雞胸肉洗淨後以鹽、現磨黑胡椒調味，在鍋中加入適量橄欖
   油，皮朝下煎約6至7分鐘，翻面加入新鮮蒜頭、新鮮百里香，與雞胸一同在
   平底鍋中煎，像爆香一樣，讓雞胸肉沾染到蒜頭、百里香的風味，續煎5至6
   分鐘至雞肉熟。

3. 同時取另一平底鍋預熱，放入適量橄欖油，加入綠櫛瓜、紅甜椒、筊白筍、蘆
   筍略煎2分鐘後，以鹽、現磨黑胡椒調味並翻炒後起鍋，盛盤。

4. 將煎好的雞肉放置在蔬菜旁，淋上橄欖油即可。

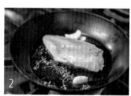
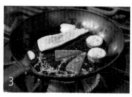
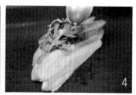

2　　3　　4

●● 龐德飲食的健康關鍵

本料理同時攝取到蛋白質豐富的雞胸肉，以及五顏六色的蔬菜，再上大蒜和百里
香等香料，並以橄欖油料理，符合龐德飲食的少紅肉、多蔬菜、攝取大蒜和橄欖
油，是一道含有好醣、好蛋白質和好油的料理，非常適合三高代謝症候群和體重
控制族群。

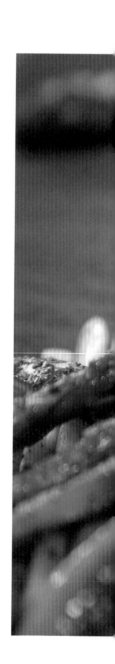

時令 筊白筍4至10月，蘆筍2至6月，紅甜椒12至隔年4月

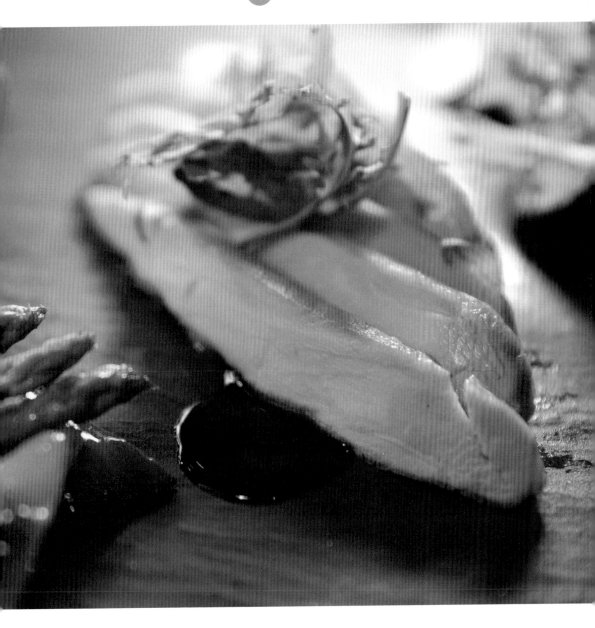

時令 毛豆2至4月及9至11月

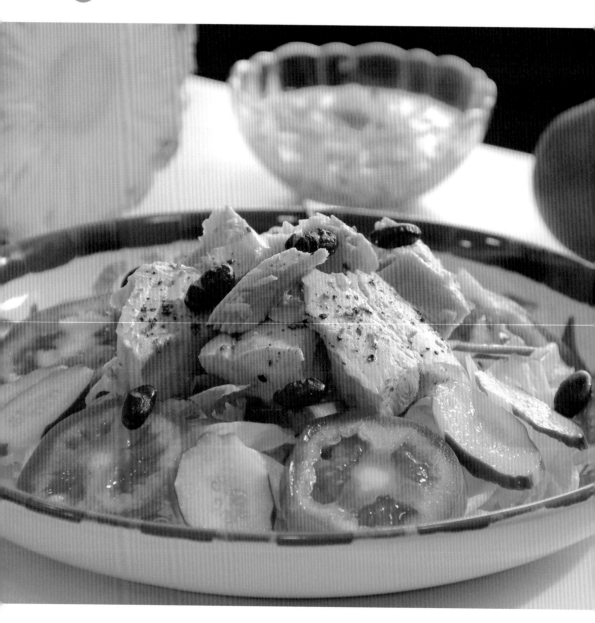

9 ｜ 維納斯
早餐中的鮭魚

適合型態 > 蛋白質型
應用範圍 > 搭配麵包、湯品

材料 > 生菜1/4顆、黃瓜1條、熟毛豆1湯
匙、蕃茄3片、核桃1湯匙、檸檬
汁1茶匙、橄欖油2茶匙、適量的
黑胡椒、鹽、乾辣椒末、楓糖漿
1小匙、新鮮鳳梨丁1湯匙、國王
鮭魚300公克

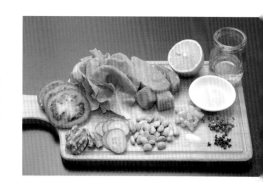

作法 >

1. 準備：黃瓜、蕃茄切片、毛豆燙熟。

2. 調配醬汁：檸檬汁、橄欖油、黑胡椒、鹽、乾辣椒末、楓糖漿、新鮮鳳梨丁拌勻。

3. 水煮滾（可依個人喜好倒入少許白酒）放入國王鮭魚後重新煮滾再關火，讓
鮭魚約八分熟，取出，用鹽和黑胡椒調味。

4. 將沙拉組合放上冷卻鮭魚塊，淋上美味醬汁即可。

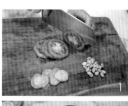
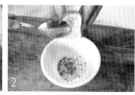
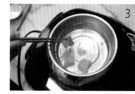
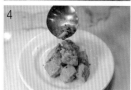
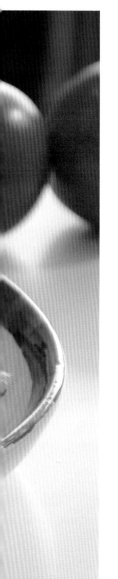

●● 龐德飲食的健康關鍵

毛豆是未熟透的黃豆，含有豐富的優質植物性蛋白質，更含有預防心血管硬化等
疾病的卵磷脂、皂素等營養素。這道食譜完全符合龐德飲食所強調：每日食用深
海魚類，以及攝取低升醣指數的豆類。

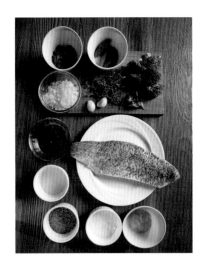

煎烤鮮魚佐酸豆芥末油醋汁 | 10

適合型態 > 蛋白質型

應用範圍 > 配少量飯或麵，配湯當作一餐

材料 > 七星鱸1尾、青花椰菜60公克、巴沙米克油醋醃蘑菇（參考P.118）適量、橄欖油80公克、新鮮蒜頭2瓣、酸豆15公克、酸黃瓜15公克、洋蔥20公克、第戎芥末醬15公克、白酒醋5公克、新鮮巴西利適量、新鮮百里香1小束、鹽適量、現磨黑胡椒適量

作法 >

1. 鱸魚洗淨後，去鱗片及清除內臟，取鱸魚清肉並清除魚刺，以鹽、現磨黑胡椒調味。

2. 將新鮮蒜頭1瓣、酸豆、酸黃瓜、洋蔥、新鮮巴西利切碎後與第戎芥末醬、白酒醋、橄欖油60公克、適量鹽與現磨黑胡椒混合備用；將青花椰菜以沸水汆燙約30秒後撈出，以鹽、現磨黑胡椒、橄欖油調味後，備用。

3. 平底鍋內加入橄欖油，以中火加熱至用竹筷子插入有微微冒泡的程度，將鱸魚的皮朝下放至鍋中，煎3至4分鐘後，加入拍碎的新鮮蒜頭及百里香，與魚肉同在平底鍋中煎至沾染到蒜頭、百里香的風味，並將魚肉翻面，續煎2至3分鐘，至魚肉熟透即可。

4. 將青花椰菜與煎好的鱸魚放置於盤中，淋上酸豆芥末油醋汁即可。

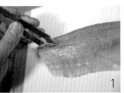
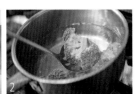
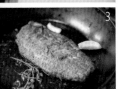
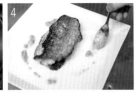

●● 龐德飲食的健康關鍵

本料理為典型的地中海飲食，符合攝取魚類、新鮮蔬菜，並使用橄欖油和大蒜、洋蔥，地中海區的飲食習慣成就世界上心血管疾病罹患率最低的區域，想要大口吃又不擔心胖的美味食物，非此區域的料理莫屬。

時令 青花椰菜11至隔年4月

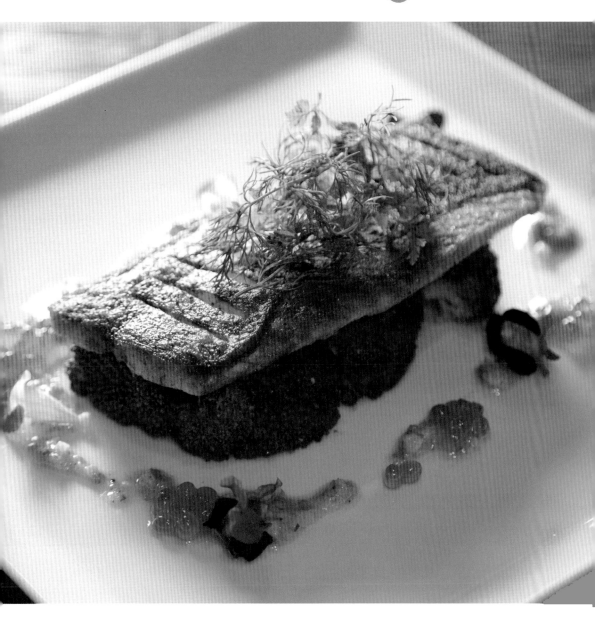

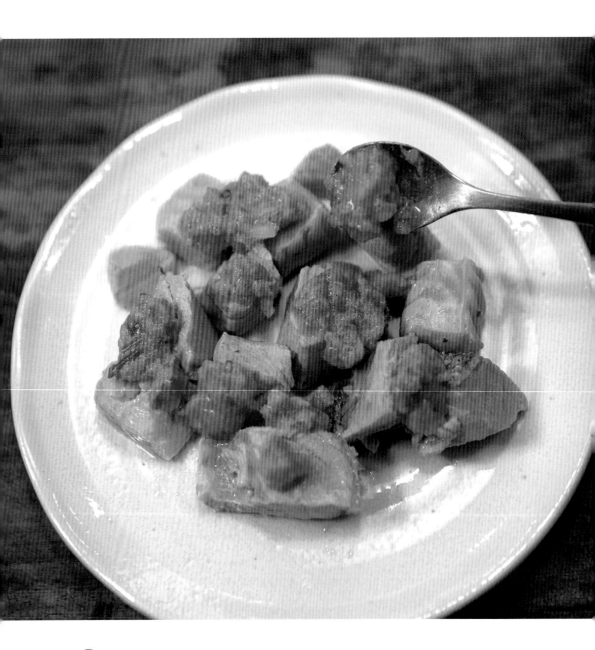

時令 四季皆宜

11 ｜水波國王鮭 佐甜椒醬

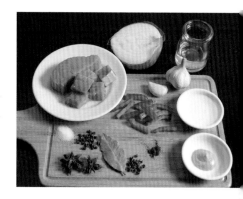

適合型態 > 蛋白質型
應用範圍 > 可搭配不同醬料，或佐沙拉食用

材料 > 紐西蘭國王鮭魚250公克、大蒜10公
克、洋蔥50公克、紅甜椒1顆、黃芥末
10公克、紅椒粉（paprika）10公克、
水400公克、白酒（甘味，不要酸的）
100公克、八角2公克、花椒2公克、黑
胡椒粒2公克、月桂葉1片、鹽適量

作法 >

1. 紅甜椒去籽、切丁，洋蔥切丁，大蒜切末。

2. 取炒鍋加入少許橄欖油，加入洋蔥及大蒜拌炒，炒軟後，再加入甜椒丁，炒
至食材軟化及香氣融合後，放入果汁機內，加入黃芥末和紅椒粉打成泥狀，
以適量鹽和黑胡椒調味後備用。

3. 另取深鍋將水、白酒、八角、花椒、黑胡椒粒、月桂葉、適量鹽混合煮沸，轉
中小火煮至香氣溢出。

4. 將國王鮭魚放入步驟3的鍋內，液體需剛好覆蓋魚肉，再次煮滾後加蓋、關
火悶15分鐘，取出確認魚肉已熟後置於盤中，加上甜椒醬點綴。

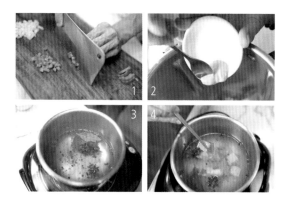

● ● 龐德飲食的健康關鍵

魚油中含豐富Omega-3 DHA，對嬰幼兒的健康成長很重要，不論是腦部發展、
增進記憶或眼部健康，都有很大幫助，孕婦食用則有利於優生。

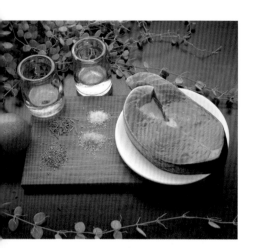

12｜糖鹽漬國王鮭佐檸檬油醋

適合型態 > 蛋白質型
應用範圍 > 可搭配麵包、酸豆、洋蔥、小黃瓜直接食用，或可當燻鮭炒飯材料

材料 > 紐西蘭國王鮭魚350公克、海鹽50公克、黃砂糖40公克、檸檬1顆、乾燥百里香（或蒔蘿）2大匙、琴酒10公克、橄欖油200公克

作法 >

1. 將海鹽、黃砂糖、檸檬皮末、乾燥百里香混合均勻。

2. 將國王鮭魚去骨，取清肉，將步驟1的食材均勻塗抹在魚肉上，魚肉表面滴少許琴酒（或白蘭地）。

3. 魚肉滴上琴酒後，即可用廚房紙巾層層包覆，至魚肉看不到任何水分（約4層），將魚肉靜置於冰箱冷藏，並取有重量的盤子壓在魚肉上，靜置至少24小時。

4. 食用時，將魚肉切薄片，可淋上檸檬與橄欖油1：3比例的油醋，以及鹽、白胡椒調味搭配。

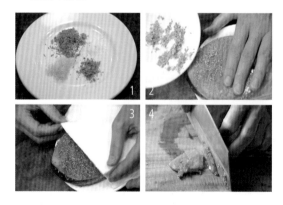

● ● **龐德飲食的健康關鍵**
鮭魚具有降低膽固醇及三酸甘油酯、減少血栓形成與心血管疾病發生率等功效，而其中所含的DHA則有參與大腦發育、改善記憶力、預防失智、改善視力等益處。

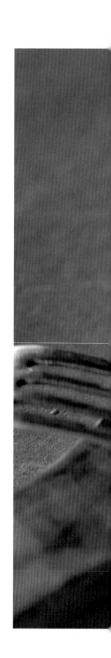

時令 四季皆宜

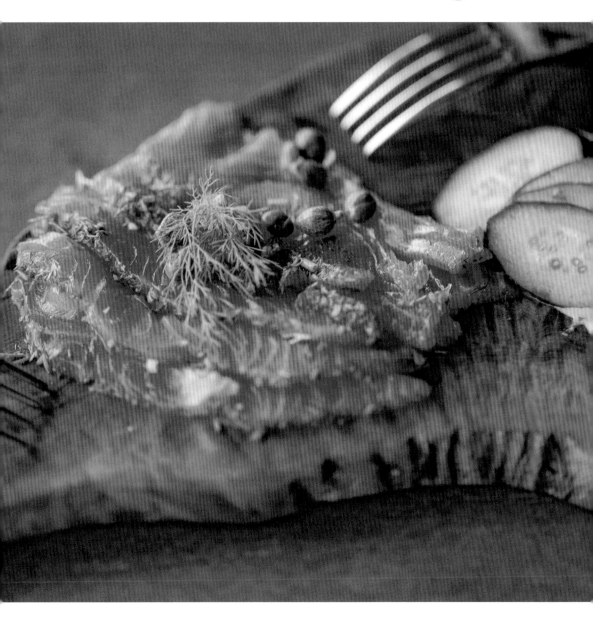

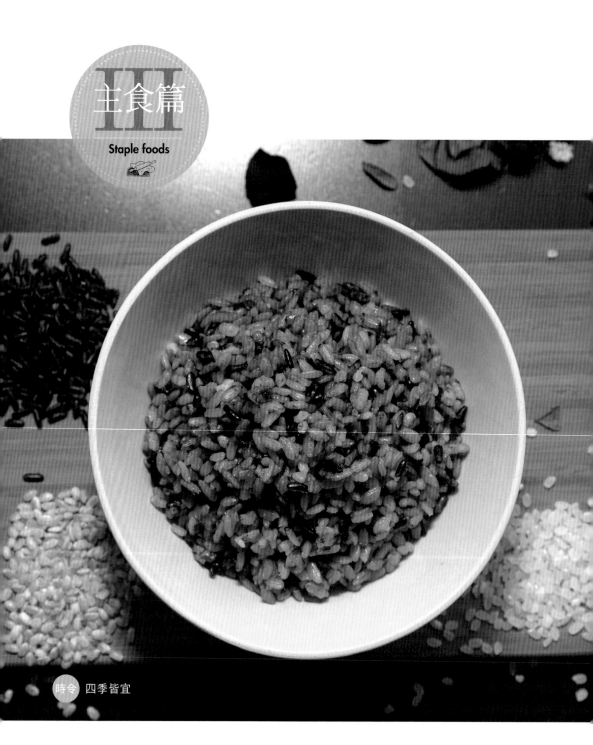

III
主食篇
Staple foods

時令　四季皆宜

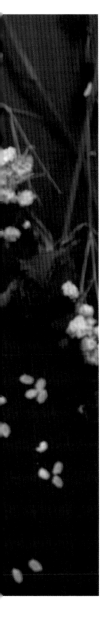

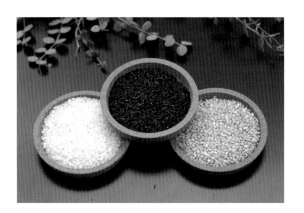

三穀米飯 ｜ 1

適合型態 > 醣質型
應用範圍 > 製作手捲、飯糰、米漿、
　　　　　米糊、粥或湯品

材料 > 糙米1杯、黑米1杯、白米2杯

作法 >

1. 糙米以清水浸泡至少2小時，黑米
　浸泡1小時。

2. 三種米洗淨後混合均勻置入電鍋
　內鍋裡，內鍋用水4杯半、外鍋用
　水1杯，按下電鍋開關煮飯。

3. 電鍋跳起後，悶20分鐘再開蓋，
　將米飯徹底翻攪均勻，再續悶15
　分鐘即可。

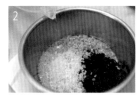

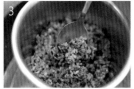

●● 龐德飲食的健康關鍵

臺灣的白米很好吃，而糙米含有米的完整營養素、黑米富含抗氧化的花青素。龐
德三穀米是黃金搭檔，低GI、高纖、高營養的特性可讓能量慢慢釋放，不但讓身
體獲得完整、豐富的營養，更解決「血糖震盪」的問題。

2 | 古早味芋頭鹹粥

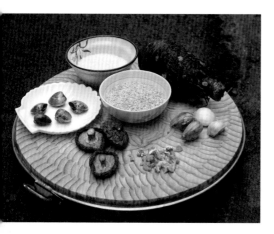

適合型態 > 混合型
應用範圍 > 早餐、午餐食用，適合運動1小時以上之前飲食

材料 > 糙米1杯、白米2杯、芋頭1大顆、蝦米30公克、乾香菇6朵、大蒜10瓣、紅蔥頭6瓣、蚵仔或蛤蜊1飯碗、五花豬肉絲半飯碗、烹調橄欖油、芹菜碎末少許、胡椒粉少許

作法 >

1. 芋頭去皮、切塊，乾香菇泡水（至少4小時）、擠去水分後切絲，大蒜切碎，紅蔥頭切碎，蝦米洗淨，備用。

2. 將香菇絲、大蒜、紅蔥頭、蝦米連同五花肉絲，以烹調橄欖油小火爆香至金黃色。

3. 將芋頭塊加入炒鍋中一起翻炒約3分鐘後起鍋，備用。

4. 將白米與糙米洗淨並混合均勻後放入內鍋，再將步驟3的材料均勻鋪放在米上，內鍋約加4杯水，放入電鍋並加1杯半外鍋水，蒸煮成芋頭飯，待電鍋開關跳起後，再悶10分鐘起鍋，並將米飯與芋頭攪拌均勻。

5. 將芋頭飯放入大骨高湯2500C.C.加熱攪煮，加入蚵仔（或蛤蜊）煮開後關火，加入芹菜碎末、胡椒粉調味。

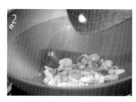
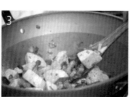
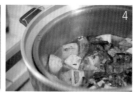

●● 龐德飲食的健康關鍵

龐德古早味芋頭鹹粥保有三〇年代的臺灣在地料理風味，並符合使用大蒜、紅蔥頭、吃全穀物、少肉類、採用橄欖油低溫烹調等龐德飲食原則，美味又健康，收錄在龐德食譜中，具有傳承飲食文化的珍貴意義。

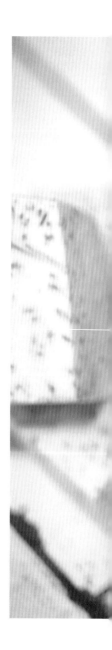

時令 芋頭11至隔年4月，紅蔥頭1至2月，大蒜2至3月

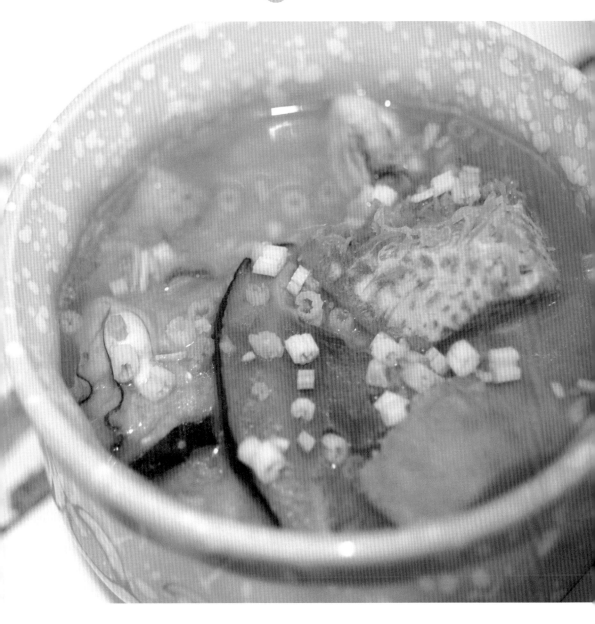

紅蘿蔔2至3月，馬鈴薯1至2月，洋蔥1至3月，大蒜2至3月

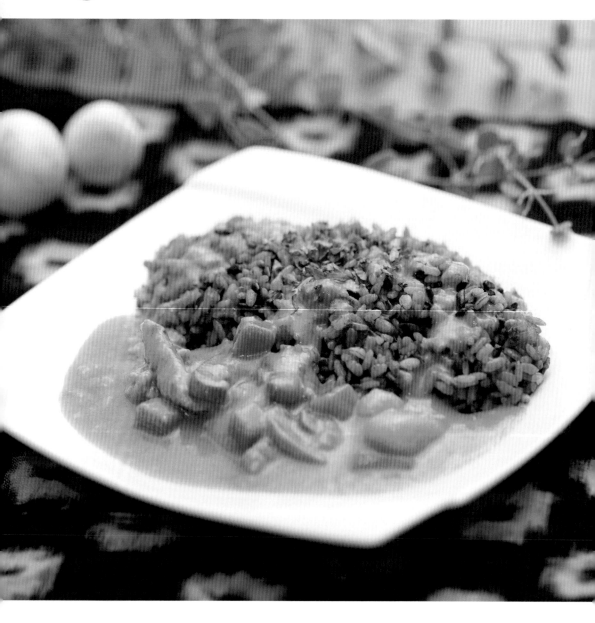

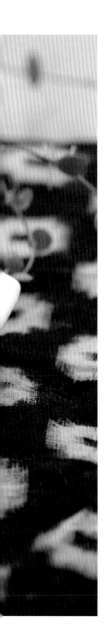

3 三穀蘑菇咖哩豬肉飯

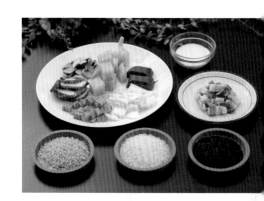

適合型態 ＞ 蛋白質型
應用範圍 ＞ 咖哩豬肉可拌麵吃，或麵包沾著吃

材料 ＞ 三穀米飯（參考 P.150）、大蒜15瓣、洋蔥2顆、紅蘿蔔2根、馬鈴薯1顆、
蘑菇半斤、安心豬肉塊1斤、咖哩塊半盒、椰漿1罐

作法 ＞

1. 將洗淨切好的蒜片、切塊洋蔥，用橄欖油或椰子油小火爆香至金黃色。

2. 將洗淨切成大塊的豬肉、紅蘿蔔、馬鈴薯，和切成1公分小丁的蘑菇，加入爆香材料，一起翻炒至豬肉的顏色變成淺褐色。

3. 加水淹過步驟2的食材，轉至小火煮約20分鐘後，再直接加入咖哩塊及椰漿在鍋中翻攪均勻，持續翻攪至咖哩塊融化並煮至沸騰，才不會造成鍋底燒焦。

4. 將煮好的咖哩豬肉淋在三穀飯上即可食用，不需再加任何調味料。

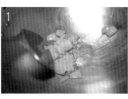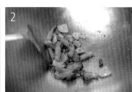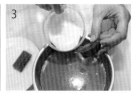

●●● 龐德飲食的健康關鍵

咖哩豬肉飯是龐德飲食第一個原創食譜，符合第一原則的大量蔬果、第六原則攝取適量的紅肉、第八原則運用橄欖油快速而簡單的爆炒材料、第九原則加入大量的洋蔥和大蒜，且不用牛奶，改以椰漿調味。而源自印度的咖哩是極具代表的亞洲食物，常吃咖哩能增強免疫力。

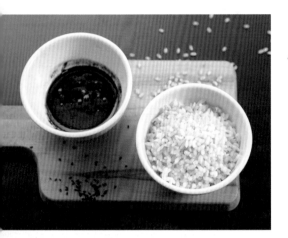

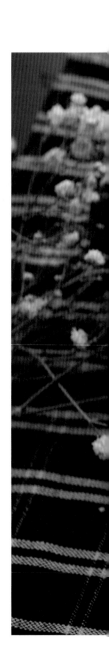

4 | 芝麻糙米漿

適合型態 > 混合型

應用範圍 > 搭配三明治或全穀
漢堡、沙拉

材料 > 糙米1杯、原味黑芝麻醬
2大匙、冰糖10公克

作法 >

1. 糙米浸泡1至2小時後，煮成粥備用。

2. 將糙米粥及200C.C.的90℃熱開水，倒
進料理機或果汁機中，以低速混合均
勻。

3. 加入黑芝麻醬後，以高速混合攪打成黏
稠的糊狀後，倒進鍋裡。

4. 加入600C.C.的熱開水，小火熬煮，邊攪
拌至沸騰，同時加入適量的冰糖調味。

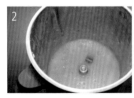
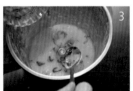

● ● 龐德飲食的健康關鍵

芝麻糙米漿雖是很簡單的組合，卻包含龐德飲食第四原則攝取含豐富脂肪酸（好
油）的堅果種子類，以及第七原則以全穀物做為主食（好醣），隨意搭配魚、肉、
豆、蛋（好蛋白質），就是飲食均衡的一餐了。

時令 四季皆宜

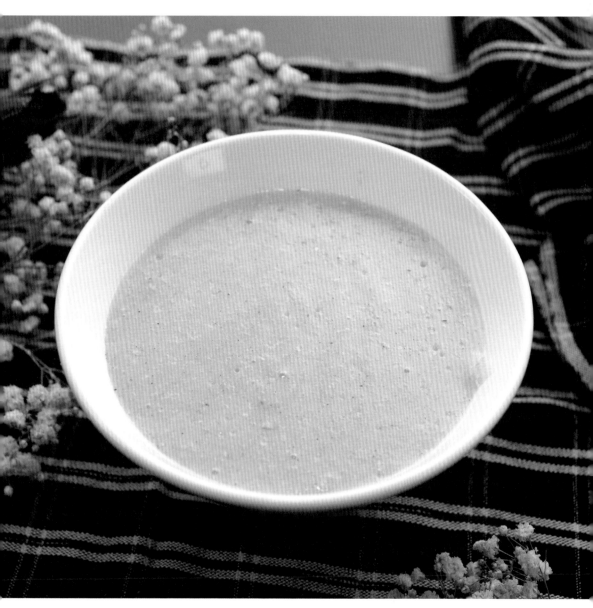

時令　南瓜12至隔年7月皆為產期,其他時間有不同品種南瓜取代,所以四季都買得到

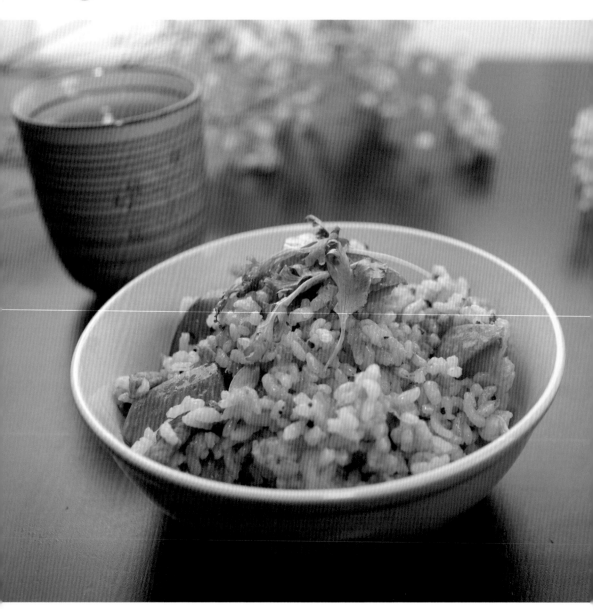

南瓜飯 | 5

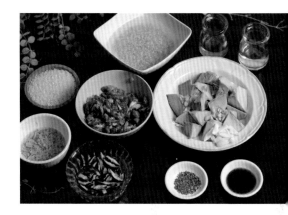

適合型態 > 混合型
應用範圍 > 搭配湯品

材料 > 糙米2杯、白米2杯、料理米酒1匙、醬油2匙、乾香菇10朵、肉絲半斤、南瓜半顆、蝦米1大匙、葱少許、大蒜5瓣、橄欖油2大匙

作法 >

1. 糙米浸泡開水至少1小時，蝦米浸泡在米酒中去腥30分鐘，肉絲加2匙醬油、1匙米酒醃在大碗裡30分鐘，乾香菇用溫水泡軟。

2. 南瓜切塊、香菇切細條。白米用水清洗後，拌入糙米攪勻備用。

3. 將橄欖油入鍋略加熱，依序放入大蒜切片、香菇、蝦米炒香，再加入肉絲快炒至熟。

4. 同時放入南瓜和米一起拌炒約10分鐘，盛起後改用電鍋以內鍋水4杯、外鍋水2杯，蒸煮至電鍋跳起。

5. 悶20分鐘後，打開電鍋蓋翻攪拌勻，確認糙米熟透後（米心是軟的）即可。

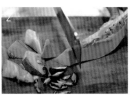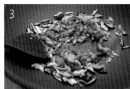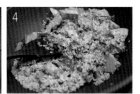

●● 龐德飲食的健康關鍵

南瓜飯的發想當初是為了在午餐時間，需一次性供應給80人食用，期望可以做得好吃、還能吃得飽的一道佳餚，出自一位義工的愛心。後來將南瓜飯裡的食材以符合龐德飲食十原則的全穀類、大蒜和橄欖油烹煮而成。（本食譜由代謝甩脂十班楊慧玲提供）

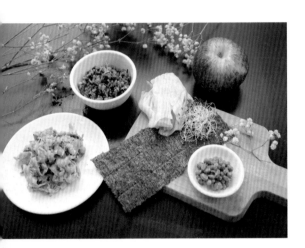

6 ｜納豆五穀肉片手捲

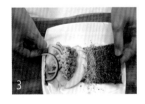

適合型態 > 蛋白質型

應用範圍 > 過晚餐時間充飢食物，或教導兒童多吃蔬菜，DIY食物教學

材料 > 三穀米飯（參考P.150）1碗、大蒜10瓣、洋蔥1顆、香菜1小把、在地美生菜1小葉、納豆1盒、有根芽菜1小撮、鮪魚醬1小匙、豬肉片1小碟、切片蘋果2片、高仰三海苔1/2片

作法 >

1. 取1至2片美生菜平鋪於半張海苔上方，上方擺放1湯匙的三穀飯。

2. 鋪上適量的芽菜、納豆、鮪魚醬或豬肉片。

3. 接著依序放入洋蔥、大蒜、香菜與切片蘋果（可替換成其他水果）。

4. 最後由左下對向中間，捲成卷筒狀後，趁海苔未受潮前儘快食用完畢。

●● 龐德飲食的健康關鍵

我們將天然的膽固醇剋星──納豆，和極具生命力的芽菜、在地採收的生菜、富含多元不飽和脂肪酸的鮪魚搭配出完美比例，並使用龐德三兄弟（洋蔥、大蒜、香菜）作為天然的調味，是有趣又美味健康的DIY食物。

時令　美生菜2至3月，香菜1至2月，洋蔥1至3月，大蒜2至3月，蘋果1至7月

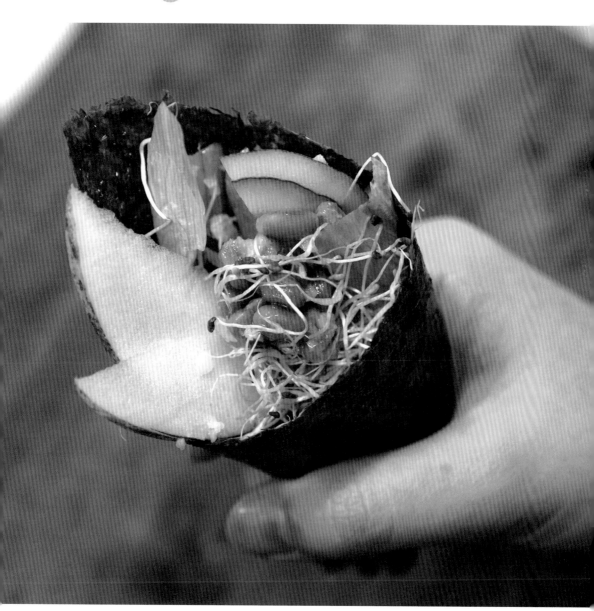

時令　四季皆宜

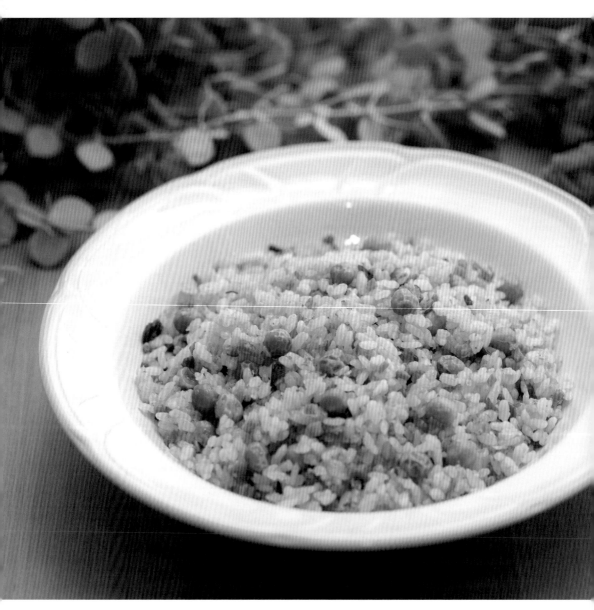

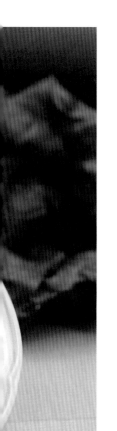

7 炒三色豆飯

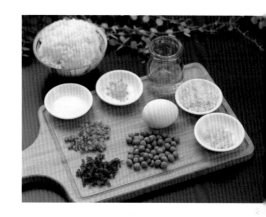

適合型態 > 醣質型
應用範圍 > 主食用，老少咸宜

材料 > 隔夜飯2碗、紅蘿蔔1小段、木耳
　　　　1片、豌豆半碗、蒜5瓣、嫩薑少
　　　　許、蛋2顆、鹽少許、烹調橄欖油
　　　　1湯匙、胡椒粉少許

作法 >

1. 將蛋黃與蛋白分開後，分別放置於碗中。

2. 黃金飯：隔夜飯壓散，將蛋黃倒入，拌勻後備用。

3. 豌豆洗淨，紅蘿蔔、木耳切丁。煮一鍋熱水，待水滾後，先將豌豆下鍋汆燙3
　 到5分鐘，再將紅蘿蔔、木耳丁加入一起燙熟30秒後，撈起備用。

4. 薑、蒜切細末，開中小火，冷鍋時倒少許橄欖油，將蛋清炒成細粒等油熱再
　 下鍋，再下三色豆丁炒約30秒，再下蒜、薑末，拌炒約12秒，再加入黃金飯，
　 轉小火拌炒至飯呈粒粒分明後，灑鹽及胡椒粉調味，開大火再炒約2秒即可
　 起鍋。

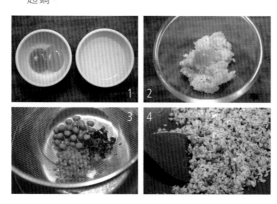

●● 龐德飲食的健康關鍵

龐德飲食主張吃新鮮、天然不加工的食物，這道炒三色豆飯使用的是隔夜飯，可
以解決當餐沒食用完的米飯，以多樣蔬菜拌炒，加上有天然抗生素之稱的大蒜增
加風味，烹調用的橄欖油使味道清淡。

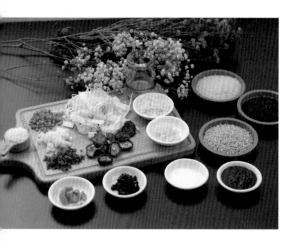

三寶拌飯 | 8

適合型態 > 醣質型
應用範圍 > 搭配湯品及肉品

材料 > 白米1杯、糙米1/3杯、紫米1/3杯、紅蘿蔔1小段、木耳1片、洋蔥1/6顆、乾香菇1朵、高麗菜約3大片、蒜5瓣、嫩薑少許、鹽少許、冰糖少許、味噌1/2匙、蔭豆豉少許、豆瓣醬少許

作法 >

1. 味噌1/2匙,冰糖、蔭豆豉、豆瓣醬、鹽皆少許,加15C.C.水溶化、拌勻備用。

2. 將三種米混合洗淨,放置電鍋內鍋,加2杯水、橄欖油少許,外鍋加1杯水,蒸煮至電鍋跳起,即為三寶拌飯。

3. 紅蘿蔔、木耳、洋蔥切丁汆燙後備用,香菇切絲、高麗菜切約2X0.3公分的細條、薑及蒜切細末、乾香菇泡軟後切絲,備用。

4. 開中小火,冷鍋時倒少許油,同時將香菇爆香,下三色丁(紅蘿蔔、木耳、洋蔥)炒約30秒,再下蒜、薑末,拌炒約15秒,再下高麗菜細條拌炒約20秒,倒入步驟1的醬料,待高麗菜微軟時,轉小火,將三寶飯倒入,加入適量鹽調味,充分拌勻即可。

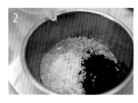
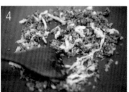

●● 龐德飲食的健康關鍵

紫米的麩皮含有天然的花青素,具有抗氧化能力,紫米是糯米的一種,和龐德三穀米中的黑米不同的是,口感較Q軟好吃,但升糖指數較高,營養價值則比白米高很多,含有礦物質與膳食纖維。在搭配糙米和多種蔬菜一起拌煮後,成為高纖抗氧化的好食物,三高族群也能吃。

時令 紅蘿蔔2至3月，高麗菜1至4月及8至12月，洋蔥1至3月

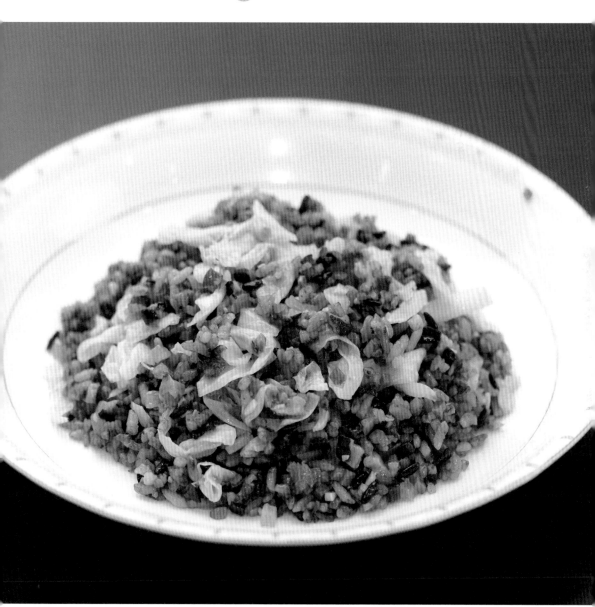

過貓5至10月，珊瑚菇和黑木耳全年皆有

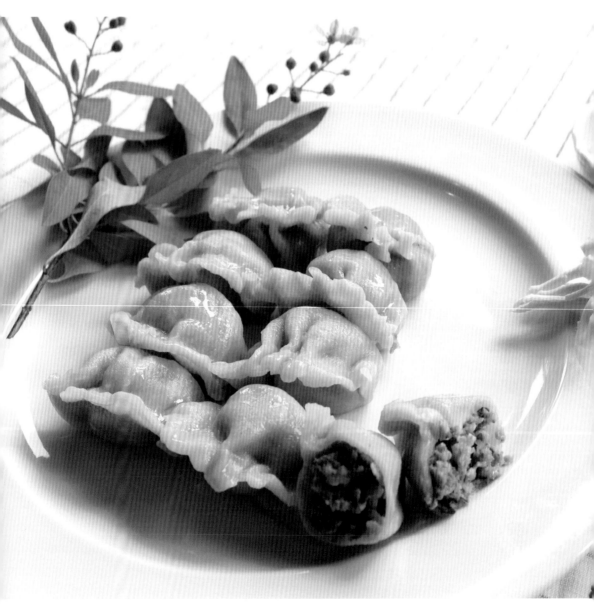

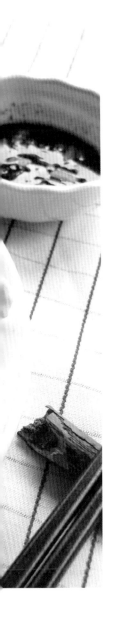

9 | 菇貓水餃

適合型態 > 混合型

應用範圍 > 搭配湯品，當作正餐與點心
皆可

材料 > 中筋麵粉150公克、珊瑚菇100
公克、過貓菜80公克、溫體前腿
豬絞肉50公克、溫體後腿豬絞
肉50公克、黑木耳20公克、紅蘿
蔔20公克、薑末5公克、胡椒5公
克、鹽5公克、香油1茶匙、醬油1
茶匙、水80C.C.

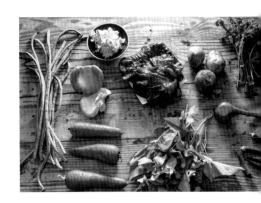

作法 >

1. 中筋麵粉150公克，慢慢拌入水80C.C.，攪拌揉成團後，靜置1小時醒麵後，
即可擀麵成型，本分量約可擀成20張。

2. 先用清水將珊瑚菇、過貓、黑木耳及紅蘿蔔清洗乾淨並去除汙穢處後，再將
珊瑚菇與過貓菜熱水燙殺青後，將所有食材切成細末。

3. 將後腿豬絞肉拌入所有調味料，放入鋼盆，用筷子或用手同方向打至有黏稠
感，再將步驟2食材混合拌均，蓋上保鮮膜放冰箱靜置1至2小時即可包餃。

4. 將適量餡料包入餃皮成型，包好的水餃需先放入冷凍庫成型後，每次視食
用量自冷凍庫取出，放入滾水中烹煮約7分鐘至熟透，即可上桌享用。

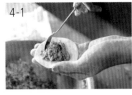

4-1

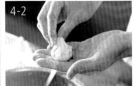

4-2

●● 龐德飲食的健康關鍵

建議上述蔬菜皆使用自產現採的食材，避免冷藏食品，才能吃到新鮮的食物原
味。珊瑚菇含有多醣體、膳食纖維，而過貓則富含纖維質和鐵質，由多種蔬菜組合
而成的菇貓水餃，不但營養均衡，也具有降低三高的效果。

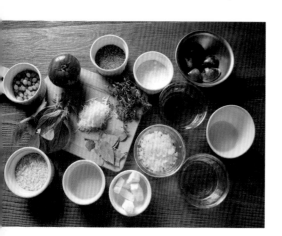

10 │ 燉飯 甜豆文蛤

適合型態 > 蛋白質型　　應用範圍 > 搭配湯品，正餐食用

材料 > 義大利燉飯專用米100公克、新鮮洋蔥丁30公克、白酒40公克、雞高湯或蔬菜高湯500公克、新鮮百里香1小束、月桂葉1片、文蛤12顆、甜豆仁20公克、橄欖油適量、帕瑪森乳酪粉適量、新鮮羅勒葉適量、牛蕃茄1顆、鹽適量、現磨黑胡椒適量、新鮮檸檬汁少許、無鹽奶油丁少許

作法 >

1. 將牛蕃茄尾端以水果刀輕劃十字，放入滾水燙約15秒後撈出，冰鎮3分鐘並剝皮，切成1/4等分後將蕃茄籽切除，果肉部分切丁備用。

2. 取一平底深鍋，放入新鮮洋蔥丁與橄欖油，以小火翻炒約2至3分鐘至洋蔥半透明，加入義大利燉飯專用米繼續翻炒約1分鐘，再加入白酒煮至揮發。

3. 加入1/4分量的高湯、新鮮百里香、月桂葉、文蛤，以中小火煮至水分收乾，再加入1/4分量的高湯，重複此步驟至高湯用完，期間文蛤若打開即先取出備用。

4. 燉飯煮至快乾時加入煮熟的文蛤與甜豆仁、奶油丁、帕瑪森乳酪粉、鹽、現磨黑胡椒、新鮮檸檬汁，均勻混合即可裝盤，並以新鮮羅勒葉裝飾。

●● 龐德飲食的
健康關鍵

符合龐德飲食十原則之多蔬菜，食用洋蔥、大蒜和橄欖油。少紅肉的蛋白質由文蛤，和帕瑪森乳酪粉提供，使得這一道燉飯有著好醣、好油和好蛋白質的內涵。

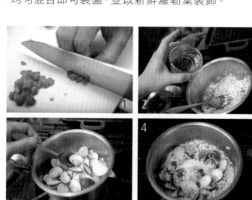

時令 牛蕃茄1至4月

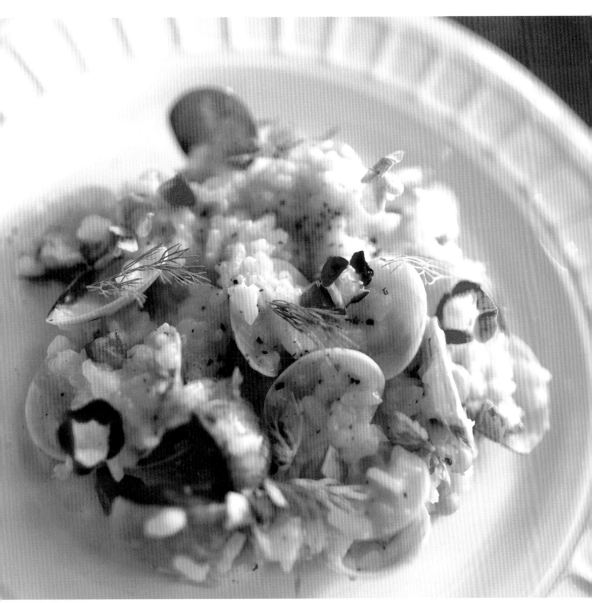

四季皆宜

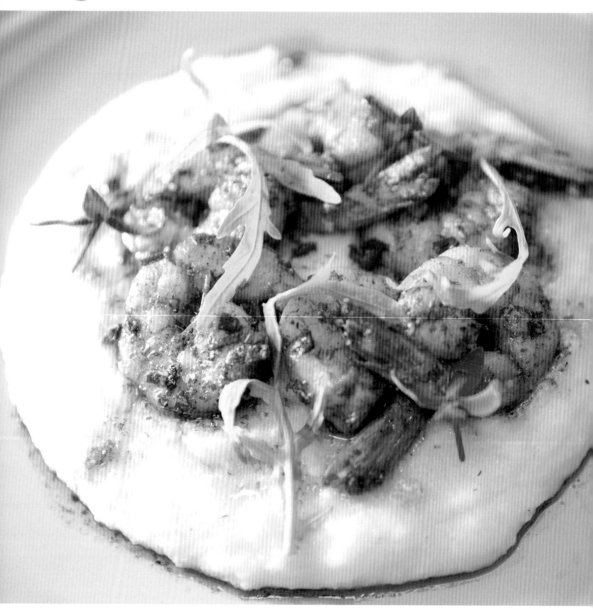

11 | 自製玉米糊與
迷迭香橄欖油炒蝦仁

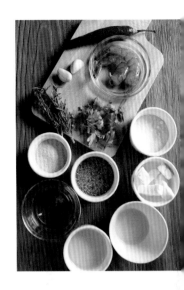

適合型態 > 混合型
應用範圍 > 搭配湯品，正餐食用

材料 > 快煮玉米糊粉100公克、雞高湯或蔬菜高湯
500公克、白蝦仁6隻、無鹽奶油丁少許、辣
椒1根、新鮮迷迭香少許、新鮮平葉巴西里少
許、新鮮蒜碎適量、鹽適量、現磨黑胡椒適
量、橄欖油適量、檸檬汁少許

作法 >

1. 將辣椒洗淨擦乾後對剖，去除辣椒籽與白色部分，剩餘部分切末備用。

2. 迷迭香、巴西里洗淨擦乾後，將葉子部分切碎備用。

3. 將高湯放入深湯鍋以中火煮沸後，加入快煮玉米糊粉，以鹽、現磨黑胡椒調
味，以小火持續攪拌至糊狀，加入奶油丁混合均勻即可裝盤。

4. 取一平底鍋，加入橄欖油預熱，放入白蝦仁煎炒約30秒熄火，加入迷迭香、
巴西里、蒜碎、辣椒末後拌勻，並以鹽、現磨黑胡椒、檸檬汁調味後，盛於玉
米糊上即可。

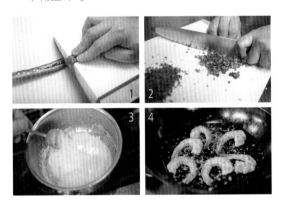

●● 龐德飲食的健康關鍵
以無鹽奶油緩和玉米的升糖指數，佐以天然的調味料，包括新鮮蒜碎、迷迭香、
平葉巴西里增加食物風味，是一道簡單可口地中海風味料理，糖尿病和高血脂
族群也能放心吃。

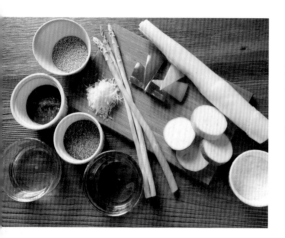

蕃茄藜麥搭配炭烤季節蔬菜｜12

適合型態 > 混合型
應用範圍 > 素食；或搭配湯品、肉
　　　　　品正餐食用

材料 > 藜麥50公克、蕃茄醬汁70
公克、綠櫛瓜20公克、黃櫛
瓜20公克、筊白筍20公克、
蘆筍20公克、紅甜椒20公
克、黃甜椒20公克、水100
公克、橄欖油適量、帕瑪森
乳酪少許、鹽適量、現磨黑
胡椒適量

作法 >

1. 將藜麥以清水洗淨、瀝乾後，放入平底鍋中，倒入100公克的水及少許鹽及
現磨黑胡椒煮至熟。

2. 蔬菜洗淨後，切成適合大小，以適量的鹽、現磨黑胡椒、橄欖油調味，放置在
預熱好的炭烤煎板上烤至上色、熟軟。

3. 將蕃茄醬汁加入煮軟的藜麥中，略煮至水分蒸發，再拌入帕瑪森乳酪絲及橄
欖油後裝盤，於上方放置步驟2的碳烤蔬菜即可。

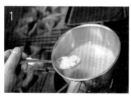
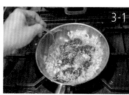
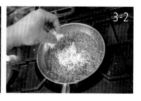

●● 龐德飲食的健康關鍵

藜麥是富含蛋白質和胺基酸的米穀物，亦含有對人體心臟有益處的Omega-3，搭
配6種蔬菜食用，是一道非常具有龐德精神且素食者可食的料理。

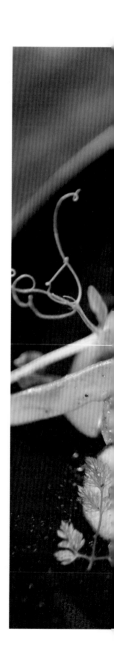

時令　在地蘆筍2至5月，紅甜椒11至隔年4月，黃甜椒11至隔年4月，筊白筍5至10月

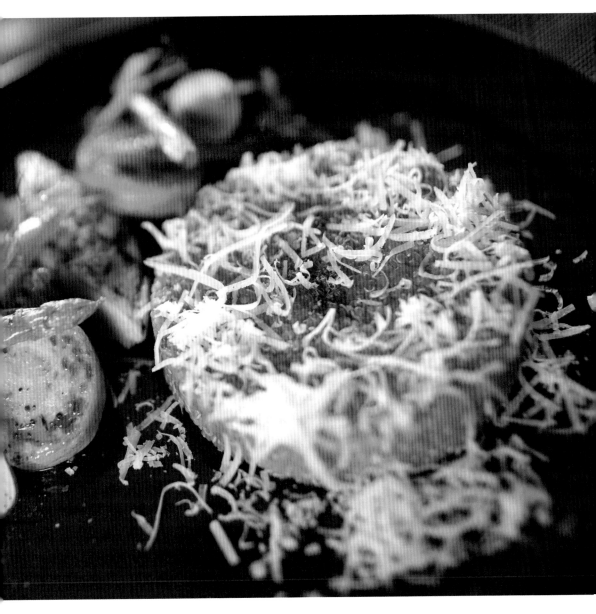

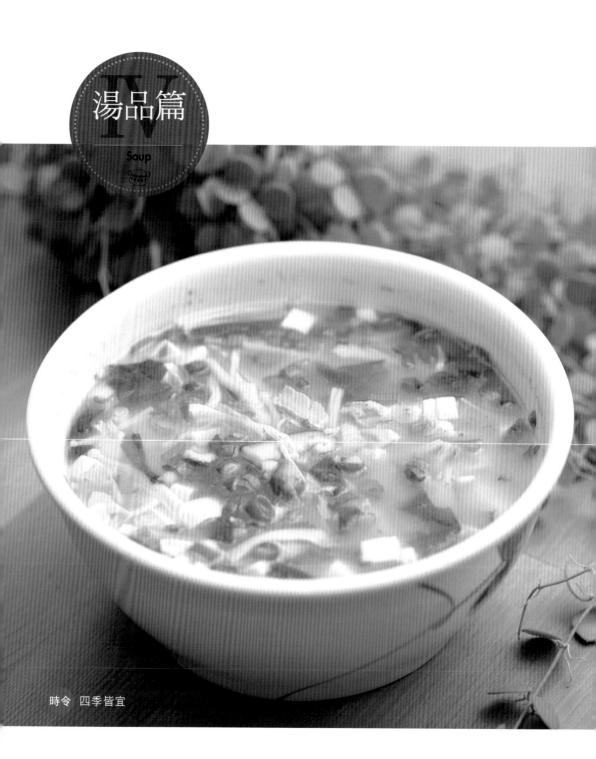

湯品篇

IV

Soup

時令　四季皆宜

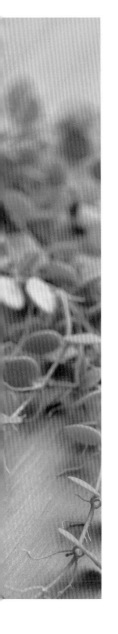

1 │ 龐德
經典味噌湯（長壽湯）

適合型態 > 蛋白質型

應用範圍 > 配沙拉湯品、佐餐，老少咸
宜

材料 > 板豆腐1塊、小魚乾80公克、鮭
魚頭約300公克、金針菇150公
克、秀珍菇150公克、柴魚片1大
匙、海帶芽1小匙、味噌約270公
克、蔥3根

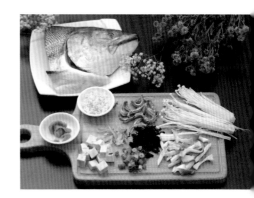

作法 >

1. 板豆腐及鮭魚頭切0.5X0.5公分小方塊形，秀珍菇去尾端切細條、金針菇撕
散、蔥切花，分置於盤中備用。

2. 味噌以大碗加熱水200C.C.調勻、溶化，備用。

3. 冷水1500C.C.與小魚乾一起煮，水滾後，將調勻的味噌倒入，滾煮約5分鐘。

4. 依序加入鮭魚、秀珍菇及金針菇、海帶芽，每次都在水滾後再加入，最後放
入柴魚片，煮滾1分鐘後關火。

提醒 食用時，碗中先放蔥花再盛湯，味道較佳。

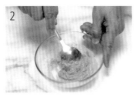

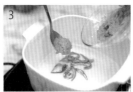

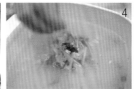

● 龐德飲食的健康關鍵

為了和龐德經典沙拉在冷、熱食能夠各領風騷，也為了支持彼此具備龐德飲食經
典的地位，團隊研發出有魚、有菜、美味又飽足，且符合許多龐德原則、超級強壯
心血管的龐德經典味噌湯，而臨床實驗也證實味噌是健康長壽的好食物。

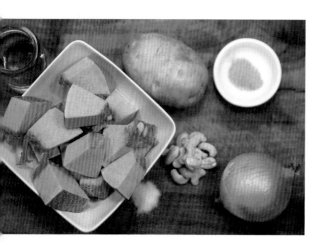

南瓜濃湯 | 2

適合型態 > 混合型

應用範圍 > 搭配沙拉或麵包，素食
者不吃洋蔥可選擇用
薑來替換

材料 > 南瓜400公克、馬鈴薯100
公克、洋蔥10公克、橄欖油
10公克、生腰果50公克、
鹽少許、白胡椒粉少許、水
600C.C.

作法 >

1. 洋蔥、南瓜、馬鈴薯切丁備用。

2. 橄欖油和洋蔥在鍋裡略炒至有香味，
加入馬鈴薯和南瓜拌炒至有香味。

3. 放入腰果和水600C.C.，大火煮熟
後，倒入料理機攪打成漿。

4. 濃湯倒回鍋中，放入鹽和胡椒，小火
加熱至滾，攪勻即可。

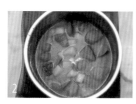
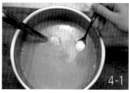
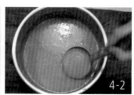

● **龐德飲食的健康關鍵**

金黃香醇的南瓜湯，具有維他命A和胡蘿蔔素，是很好的抗氧化食物。這道料理
不用麵粉勾芡也很濃稠，且有濃厚奶香，但卻沒有奶油或牛奶，原來是腰果帶來
的奶香，是令人回味無窮、真食物的好滋味。

南瓜12至隔年7月

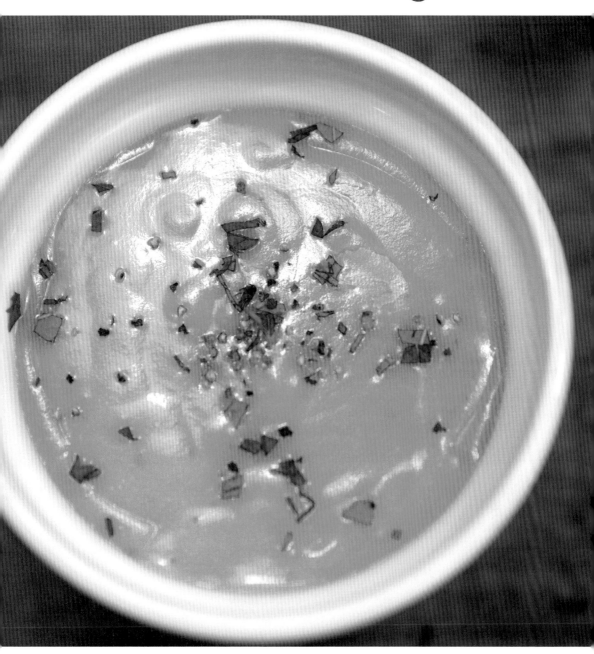

鷹嘴豆2至3月，白蘿蔔11至12月

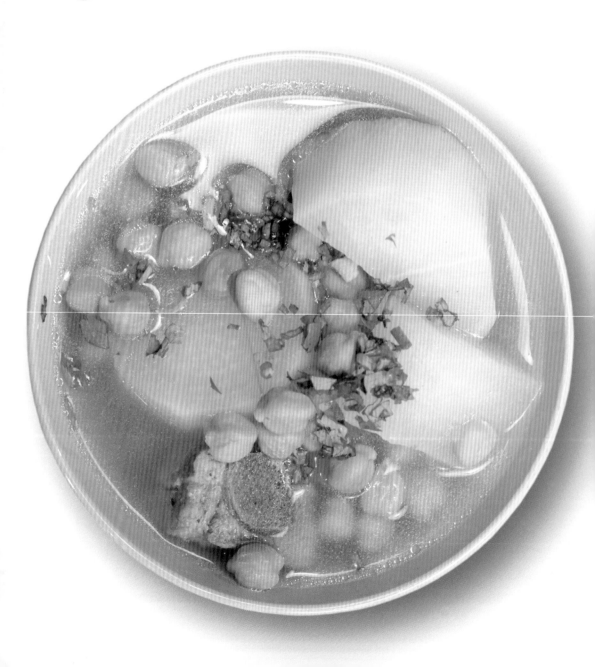

3 | 鷹嘴豆蘿蔔排骨湯

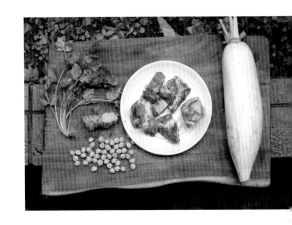

適合型態 > 蛋白質型
應用範圍 > 佐餐湯品，當作一餐食用亦可

材料 > 帶肉小排骨600公克、白蘿蔔1根、鷹嘴豆300公克、薑1小段、香菜少許

作法 >

1. 薑切片、蘿蔔切塊，排骨洗淨以熱水汆燙後，撈起備用。

2. 排骨和薑片加2000C.C.的水，以大火煮滾。

3. 水滾後，放入蘿蔔繼續以中大火煮約10分鐘，加入鷹嘴豆再煮約5分鐘，確認所有食材煮熟後，放入電鍋，外鍋加1杯水燉煮至開關跳起。

4. 加入適量的鹽、胡椒及香菜調味。

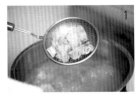
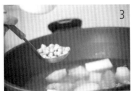

● **龐德飲食的健康關鍵**

鷹嘴豆含豐富蛋白質，當令多汁的白蘿蔔則有亞洲之寶美名，含有多量維他命C和膳食纖維，此湯品很適合讓三高代謝症候群在體重控制時，單吃當作一餐減少食量，又能補充好蛋白質和好醣類。

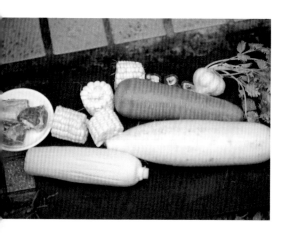

五色蔬菜湯 ｜ 4

適合型態 > 醣質型
應用範圍 > 搭配煮粥、下麵條食用

材料 > 山藥半根、胡蘿蔔1根、金黃玉米2根、乾香菇10朵、秋葵10根或花椰菜1束、小排骨300公克，大蒜6瓣、鹽少許，香菜少許

作法 >

1. 山藥和紅蘿蔔洗淨後連皮切大塊，玉米去皮洗淨後切小段，香菇泡水備用。

2. 排骨洗淨以熱水汆燙後撈起備用，花椰菜以莖部為主下鍋燉煮，頂部綠色部分要吃時再放入湯中煮，比較不會黃掉。

3. 所有食材加2000C.C.的水，以中大火煮滾後，放入電鍋，外鍋加1杯水燉煮至開關跳起。

4. 起鍋後加入適量的鹽、香菜調味。

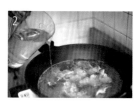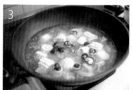

●● **龐德飲食的健康關鍵**

本湯品最符合龐德第一原則每天攝取5至9份蔬果，也符合中醫五行蔬菜顧五臟的養生原則，清淡又能攝取五蔬菜提供的膳食纖維。加入適量大蒜，不但讓蔬菜湯增加風味，對三高症也是非常好的佐餐湯品。

時令 山藥1至4月及9至12月，紅蘿蔔2至3月，玉米、花椰菜和乾香菇四季皆有

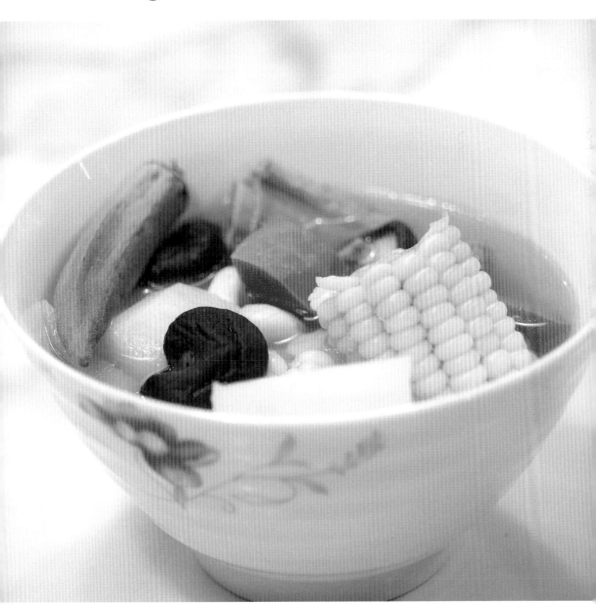

四季皆宜

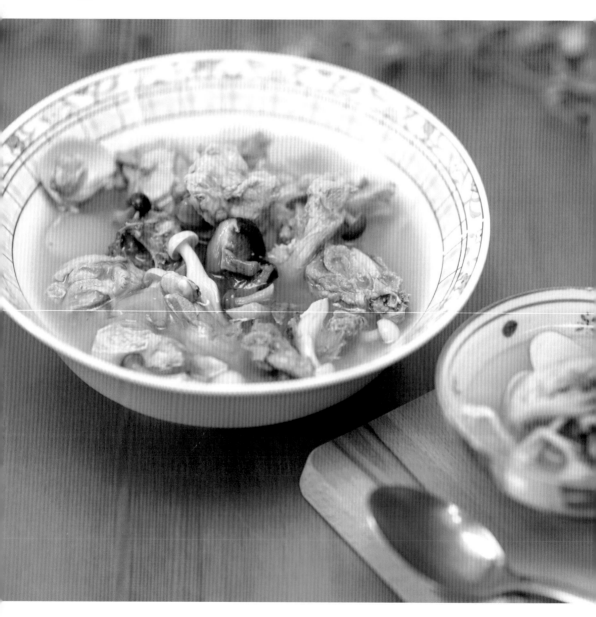

5 養生百菇雞湯

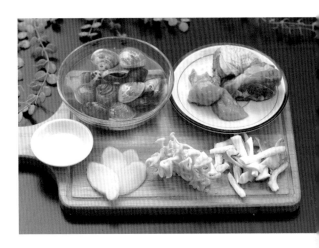

適合型態 > 蛋白質型

應用範圍 > 佐餐湯品、搭配下麵條

材料 > 珊瑚菇300公克、鮑魚菇300公克、半隻雞、蛤蜊150公克、薑片適量

作法 >

1. 珊瑚菇和鮑魚菇挑撿、去除較硬部分，再洗淨並撕成小條。

2. 雞肉切成約半個手掌大小的塊後洗淨，以熱水汆燙並撈起備用。蛤蜊泡水吐沙後，洗乾淨準備下鍋燉煮。

3. 所有食材加2000C.C.的水，以中大火煮滾後，放入電鍋，外鍋加1杯水燉煮至開關跳起。

4. 起鍋後加入適量的鹽調味。

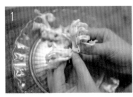
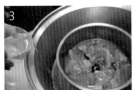
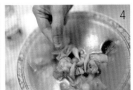

● 龐德飲食的健康關鍵

珊瑚菇又稱黃金菇，除了含有豐富的多醣體，也含有多量的葉酸，很適合孕期的營養補充。鮑魚菇質地肥厚，風味也很獨特，提供豐富的蛋白質、膳食纖維、多醣類和礦物質，養生百菇雞湯為優質蛋白質湯品，大人、小孩和老人皆適宜。

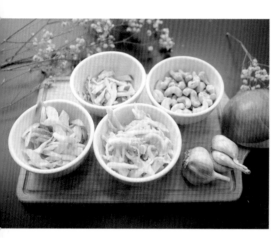

6 | 百菇濃湯

適合型態 > 蛋白質型

應用範圍 > 搭配沙拉或麵包，單獨
　　　　　　食用當作一餐

材料 > 鮑魚菇200公克、鮮香菇200
　　　　公克、珊瑚菇200公克，洋蔥
　　　　10公克、大蒜10公克、橄欖
　　　　油10公克、生腰果50公克、
　　　　鹽少許、白胡椒粉少許

作法 >

1. 各式菇類洗淨、瀝乾切長條備用。

2. 橄欖油和洋蔥切丁、大蒜切末在鍋裡略炒一下，有香味就可以加入菇類略微
　拌炒2分鐘。

3. 放入腰果和800C.C.的水，大火煮熟後，倒入料理機攪打成漿。

4. 濃湯倒入湯鍋中，放入適量的鹽和胡椒，再加入200C.C.的熱開水，以小火邊
　加熱邊攪拌至再次沸騰即可。

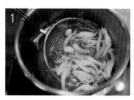
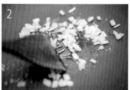
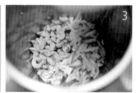

● **龐德飲食的健康關鍵**

鮮香菇、鮑魚菇和珊瑚菇各有其獨特風味，和腰果混合在一起煮成濃湯，有著口
感親和協調，不需加奶類就有濃郁香氣的好滋味。符合龐德飲食訴求的好醣、好
油、好蛋白質的好食物。

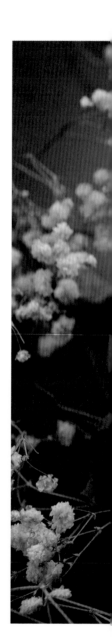

時令 菇類四季皆有，大蒜2至3月，洋蔥1至3月

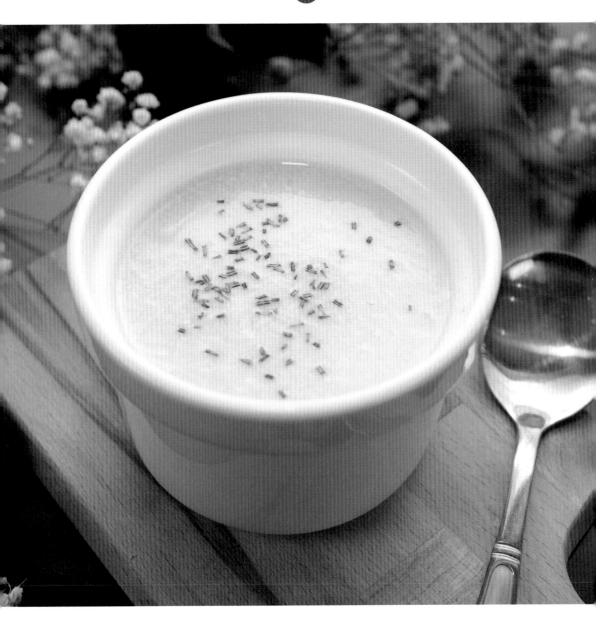

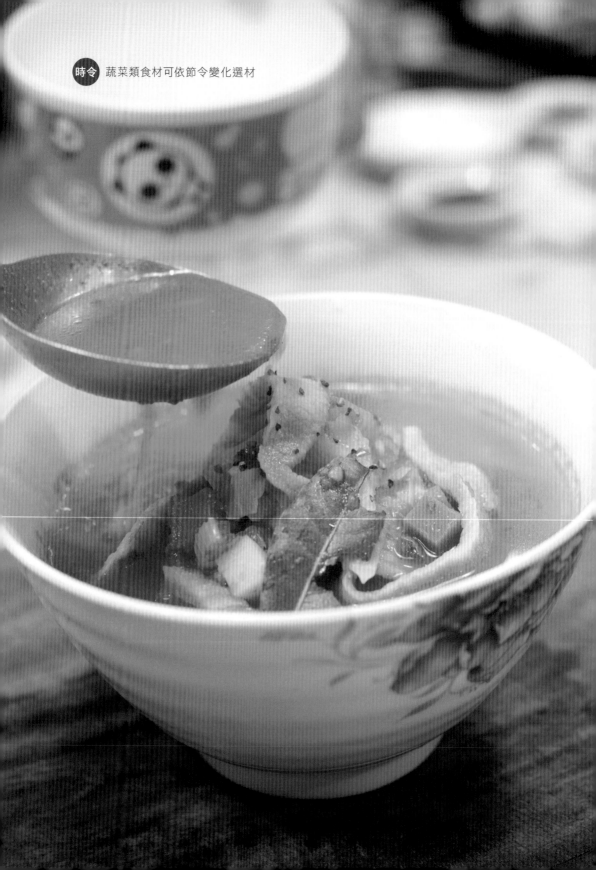

時令 蔬菜類食材可依節令變化選材

7 | 羅宋湯

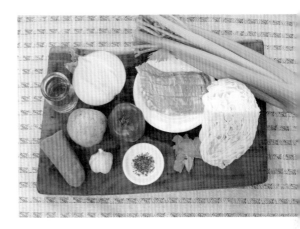

適合型態 > 蛋白質型
應用範圍 > 配飯或搭配法國土司；不加肉則適合醣質型食用

材料 > 松阪豬300公克、馬鈴薯300公克、紅蘿蔔150公克、高麗菜1/4顆、大蒜20公克、洋蔥150公克、西洋芹120公克、蕃茄300公克、橄欖油30公克、月桂葉2片、黑胡椒粉少許

作法 >

1. 所有食材洗淨後，皆切成2公分見方的小丁備用（蕃茄預留半量打成漿）。深湯鍋加入1000C.C.的冷水及1片月桂葉，於冷水時將豬肉放入，並煮至八分熟後撈起備用。將預留蕃茄以料理機打成漿備用。

2. 炒菜鍋放入橄欖油，冷油時先炒軟洋蔥和大蒜後，加入豬肉炒香，再將蕃茄漿倒入拌炒。放入馬鈴薯、紅蘿蔔、蕃茄丁和另一片月桂葉，加熱開水淹過鍋內所有食材，以大火煮20分鐘。

3. 加入高麗菜、西洋芹和兩碗熱開水，以中火續煮20分鐘。

4. 持續觀察湯的濃稠度，不宜太濃稠，起鍋前加入黑胡椒調味。

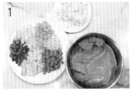
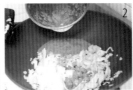
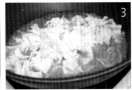

● **龐德飲食的健康關鍵**

羅宋湯是發源於烏克蘭的一種濃菜湯，在東歐或中歐很受歡迎。龐德飲食的羅宋湯以蕃茄為主料，加入洋蔥和大蒜，多種蔬菜和少量的松阪豬肉，是一道能滿足食慾也能保護心血管的好湯。

絲瓜蛤蜊湯 ｜8

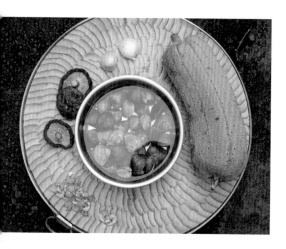

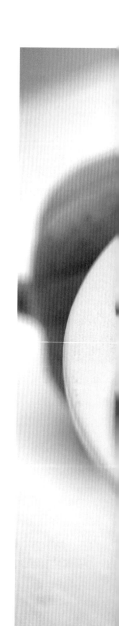

適合型態 > 蛋白質型

應用範圍 > 加麵成為絲瓜麵，加入
　　　　　糙米飯為絲瓜鹹粥

材料 > 絲瓜2條、蝦米30公克、乾
　　　香菇5朵、大蒜10瓣、蛤蜊
　　　300公克、薑片少許、肉片
　　　100公克、豬油1湯匙、高湯
　　　適量

作法 >

1. 乾香菇預先泡軟後切絲。絲瓜削皮切塊。

2. 炒鍋內放入豬油，並將大蒜、蝦米和香菇以小火爆香至金黃色。

3. 將絲瓜放入爆香鍋中翻炒至整個油亮，若覺得太乾，可加少許水。

4. 絲瓜炒到快出水時，加入高湯煮開，再加入蛤蜊及肉片煮沸即可起鍋。

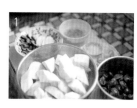

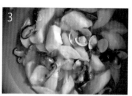

● 龐德飲食的健康關鍵

本料理可加以變化，只要在麵煮開後，撈起放在碗內，並倒入絲瓜蛤蜊肉片湯即
成絲瓜蛤蜊肉片麵；如為粥，先倒粥在湯鍋中，加入蛤蜊，再加入肉片，最後加入
少許芹菜末，即完成色香味俱全的絲瓜蛤蜊肉片粥。

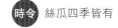
時令　絲瓜四季皆有

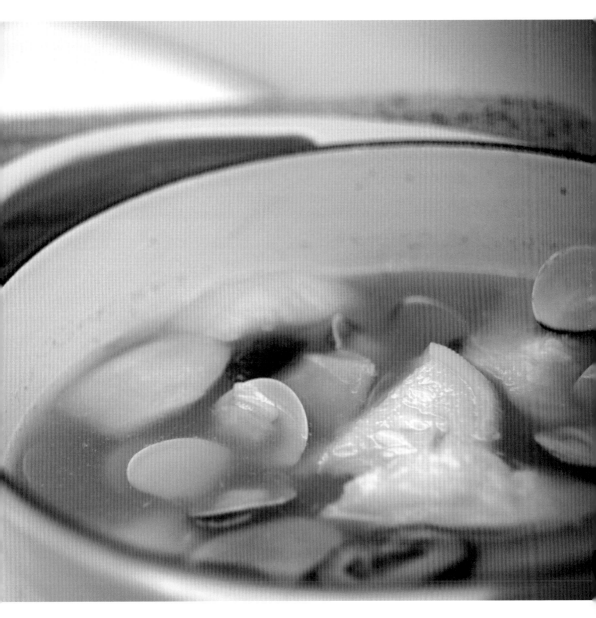

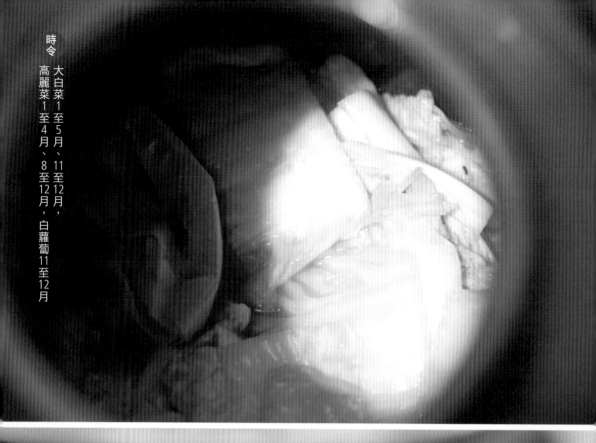

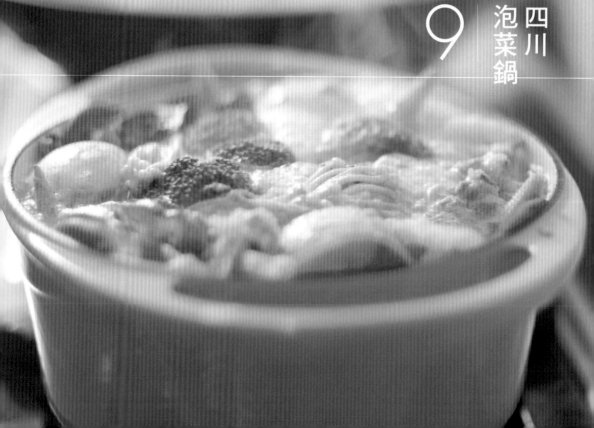

9 ｜ 四川泡菜鍋

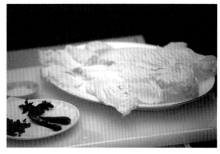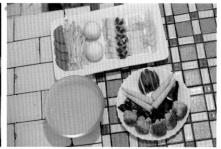

適合型態 > 加上肉片煮成肉片湯為蛋白質型
應用範圍 > 火鍋湯底、下麵湯底

材料 > 山東大白菜1顆、綠花椰1朵、紅蘿蔔1段、金針菇1包、生鮮菇8朵、洋（蘑）菇10朵、木耳40克、生薑20克、玉米筍8根、豬五花肉片400公克、大骨高湯1000C.C.
四川泡菜材料 > 花椒15克、八角15克、鹽1包、小辣椒5根、滷包袋1只、可裝罈衛水，有罈蓋封口的罈子一只

四川泡菜作法 >

1. 大白菜及小辣椒洗淨，陰乾（約需1天），大白菜切大塊，小辣椒剖開。

2. 將花椒15克、八角15克及剖開之小辣椒，一起裝入滷包袋內。

3. 滷包袋置於罈底，白菜一層一層的鋪放，壓緊，蓋蓋，倒滿罈衛水，三星期後將大白菜濾棄，菜汁與再重做之大白菜一同醃漬，鹽隨次數增加而遞減，約4至5次，就有半罈水了，視罈大小而定。

4. 食用之大白菜如法泡製（第6次），約7至10天就可起缸。

四川泡菜鍋作法 >

1. 泡菜切粗絲鋪底，綠花椰切小朵，紅蘿蔔切半圓形薄片，生鮮菇切薄片，洋菇整顆，金針菇洗淨剝散，木耳切塊，生薑切片，玉米筍整根，五花肉切薄片。

2. 高湯及粗絲泡菜、生薑、玉米筍先下鍋煮沸。

3. 再放肉片、紅蘿蔔、生鮮菇、洋菇，金針菇，木耳及綠花椰。

4. 開大火，煮沸後關火，上桌後電磁爐再煮沸即可食用。

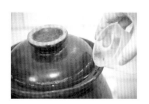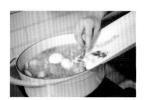

● 龐德飲食的健康關鍵

在四川，家家戶戶皆有一罈傳女不傳子的泡菜，一罈老鹽水可以泡很多種類蔬菜，以變化菜餚。四川泡菜為發酵食品，所以有股特殊風味，內含多量乳酸菌和胺基酸，適合消化不良、容易脹氣者，且符合龐德飲食攝取豐富蔬菜和大蒜等原則。

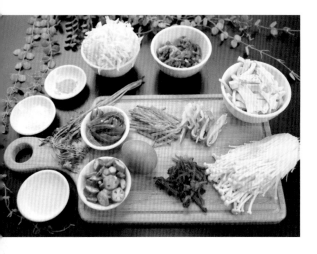

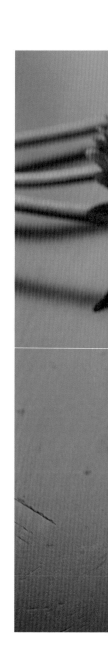

10 | 酸辣湯

適合型態 > 蛋白質型
應用範圍 > 拌飯拌麵、搭配水餃

材料 > 高麗菜1/2顆、紅蘿蔔1根、黑木耳1大朵、板豆腐1塊、梅花豬肉200公克、雞蛋2顆、金針菇1包、秋葵200公克、墨西哥辣椒1根、糯米醋1匙、白胡椒粉適量、鹽適量、香菜少許

作法 >

1. 將材料中所有蔬菜、豆腐和豬肉洗淨後,切成絲狀備用;秋葵切成細片勾芡用。

2. 2000C.C.的水煮開後,將材料依序放入鍋中攪煮至熟,最後再放豬肉絲。

3. 材料皆煮熟後,轉為小火勾芡,將切成細片秋葵放入鍋中攪煮成稀糊狀,起鍋前加入適量的醋、胡椒粉、鹽調味。(沒有秋葵時,使用藕粉30公克勾芡,先以冷開水泡開後下鍋攪煮至稀糊)

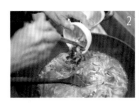
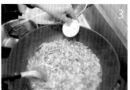

● **龐德飲食的健康關鍵**
酸辣湯的食材通常以在地、當令的豐富根莖類蔬菜為主。將五色繽紛的蔬菜全部切絲,再加上秋葵或藕粉略加勾芡,並加入黑醋和胡椒粉形成酸辣風味的湯品,符合龐德飲食攝取豐富蔬菜的原則,喝湯的同時,也攝取到豐富的蔬菜。

時令 高麗菜1至4月、8至12月，秋葵6至10月，紅蘿蔔2至3月，黑木耳四季皆有

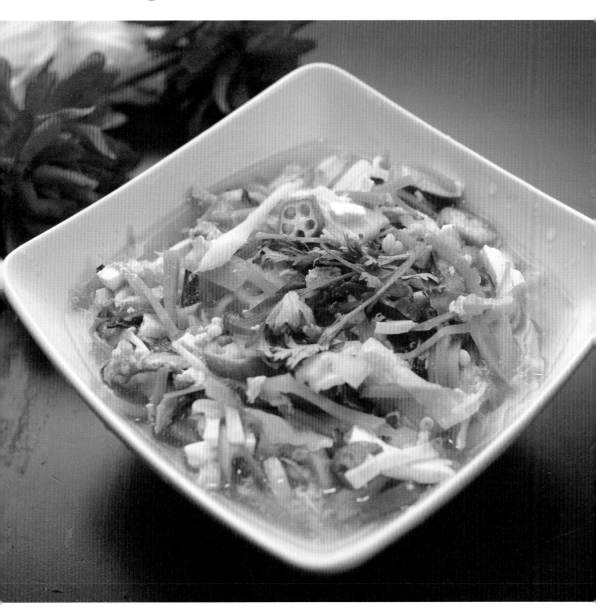

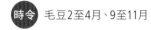

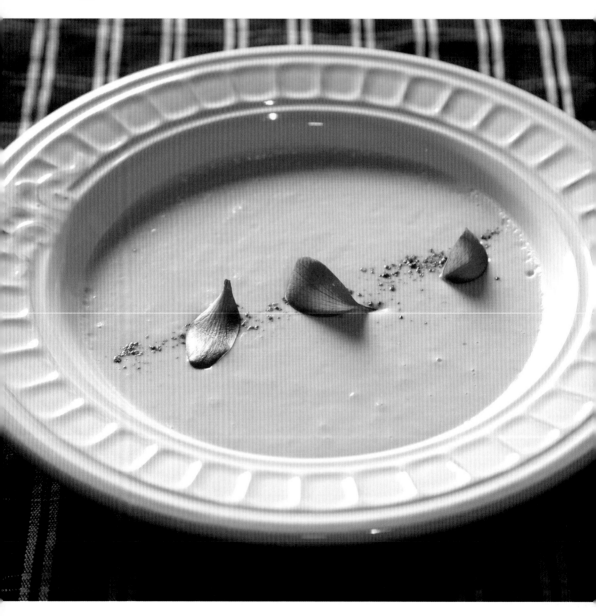

11 | 毛豆濃湯

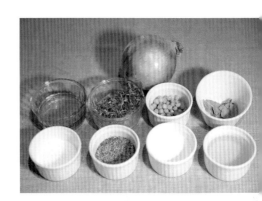

適合型態 > 蛋白質型
應用範圍 > 搭配麵包、沙拉或全穀飯類

材料 > 毛豆仁300公克、洋蔥1顆、水或市售高湯800公克、動物性鮮奶油150公克、鹽適量、現磨黑胡椒適量、橄欖油適量、新鮮百里香1束、月桂葉1片

作法 >

1. 毛豆仁洗淨、瀝乾備用，洋蔥洗淨、切絲備用。

2. 將洋蔥絲、橄欖油，以及鹽、現磨黑胡椒放入鍋中，以中火慢炒至洋蔥略微透明，加入洗淨的毛豆仁繼續翻炒約5分鐘後，加入水或高湯、新鮮百里香、月桂葉，待煮滾後，轉小火煮15至20分鐘。

3. 挑出百里香、月桂葉後，分次以果汁機將毛豆湯用高速攪打至細緻狀，並用濾網過濾，最後調入動物性鮮奶油。（分次：先打完一部分，倒出後再打另一部分，直到全部打完，家用果汁機容量及馬力較小，需分次處理，才能確保將毛豆湯打得滑順）

4. 加入鮮奶油後需再加熱至沸騰，以增加濃郁口感。

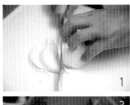
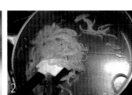
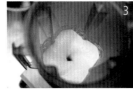
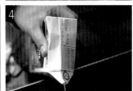

● **龐德飲食的健康關鍵**

符合龐德飲食第三原則，每天食用低升糖指數的豆類食物。食材中的動物性鮮奶油為迎合大眾的口味，也可以堅果類取代。

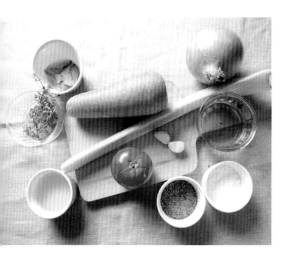

12 | 蕃茄濃湯

適合型態 > 混合型
應用範圍 > 搭配沙拉、麵包蘸著吃

材料 > 新鮮牛蕃茄1000公克、洋蔥
1顆、紅蘿蔔150公克、西洋
芹100公克、蒜頭50公克、
鹽適量、現磨黑胡椒適量、
橄欖油適量、水或市售高湯
罐頭1000公克、新鮮百里香
1小束、月桂葉1片

作法 >

1. 牛蕃茄去蒂頭洗淨後放入烤盤中,以鹽、現磨黑胡椒、橄欖油調味灑在蕃
   茄,以200℃(烤箱需預熱20分鐘)烤約1小時,取出放涼。

2. 取一深炒鍋,將洋蔥、紅蘿蔔、西洋芹洗淨後,切小丁,與橄欖油、鹽、現磨黑
   胡椒放入鍋中,以小火翻炒至軟。

3. 將烤軟的蕃茄、水或高湯、新鮮百里香、月桂葉與步驟2的蔬菜加入鍋中,煮
   約20至30分鐘後,把百里香、月桂葉撈出。

4. 以果汁機高速多次攪打至糊狀,再過濾即可。(分次攪打:先打完一部分,倒
   出後再打另一部分,直到全部打完,因為家用果汁機容量及馬力較小,需分
   次處理,才能確保能夠將蕃茄湯打得滑順)

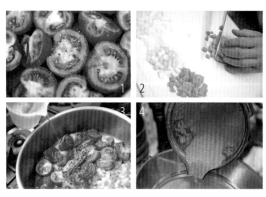

● **龐德飲食的健康關鍵**
食材容易準備,製作也方便,是很快就能攝取到的抗氧化湯品。

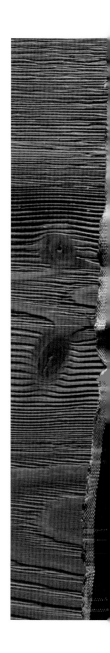

時令　牛蕃茄1至4月，紅蘿蔔2至3月

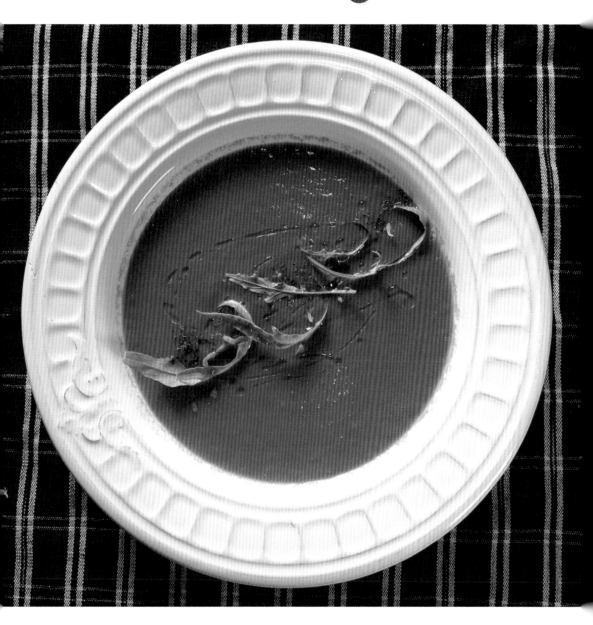

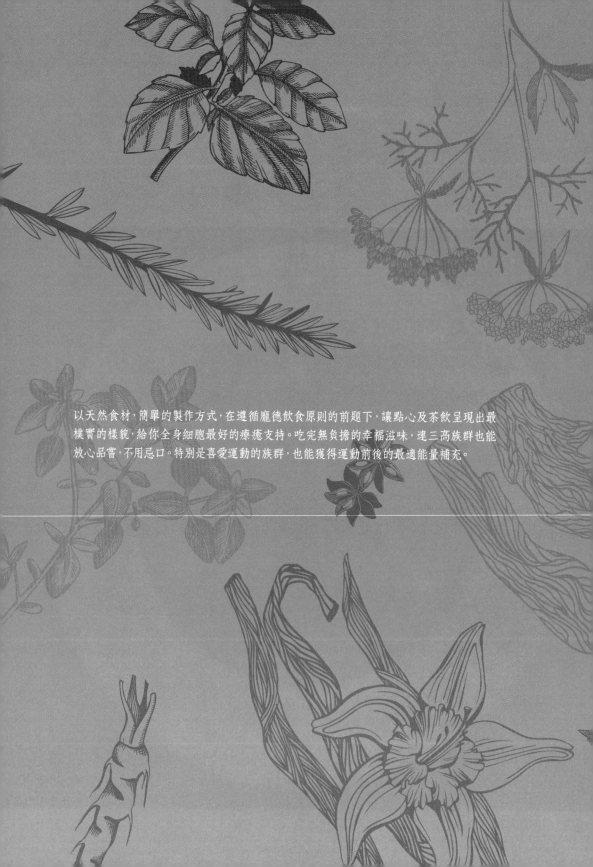

以天然食材，簡單的製作方式，在遵循龐德飲食原則的前題下，讓點心及茶飲呈現出最
樸實的樣貌。給你全身細胞最好的療癒支持。吃完無負擔的幸福滋味，連三高族群也能
放心品嘗，不用忌口。特別是喜愛運動的族群，也能獲得運動前後的最適能量補充。

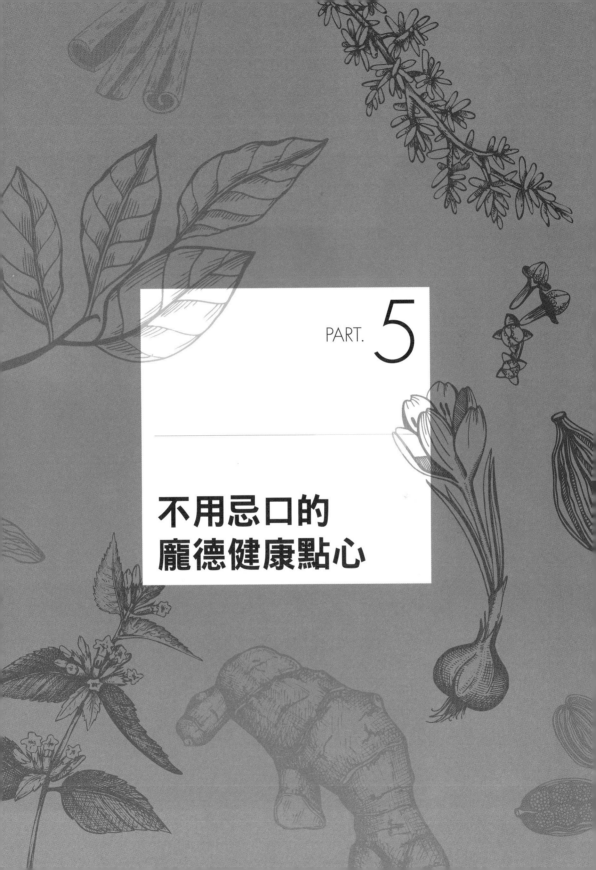

PART. 5

不用忌口的
龐德健康點心

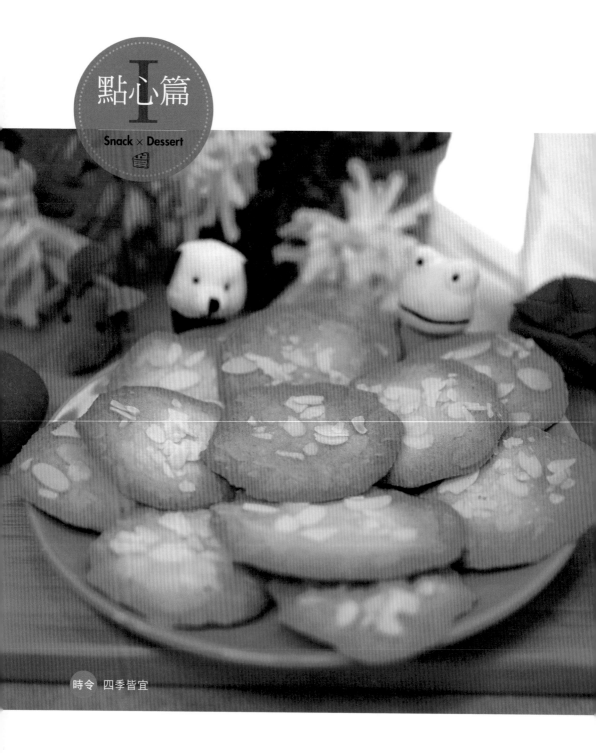

點心篇 I

Snack × Dessert

時令　四季皆宜

1 蛋白杏仁脆片米餅乾

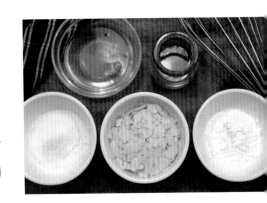

適合型態 > 蛋白質型
應用範圍 > 下午茶點心

材料 > 米穀粉18公克、細砂糖40公克、
　　　蛋白2顆、橄欖油20公克、杏仁
　　　片50公克
準備工作 > 烤箱預熱170℃，烤盤上舖
　　　烤盤紙

作法 >

1. 用打蛋器將蛋白和糖混合，再篩入米穀粉調勻。

2. 橄欖油徐徐加入並輕輕拌勻（快速攪拌會造成許多細小氣泡，烤出來較不
美觀）。

3. 放入杏仁片並以刮勺輕輕拌勻，用湯匙將麵糊平均分配到烤盤紙上排列整齊。

4. 進烤箱烤15至20分鐘，表面呈褐黃色即可出爐放涼。

提醒 在加入杏仁片時不要過度攪拌，避免將杏仁片弄碎影響美觀。烤盤上的餅乾糊不宜太
厚，且整盤的厚度盡量保持一致，以免烘焙過程較薄的易焦，而較厚的沒烤熟。

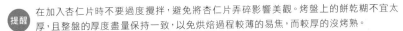

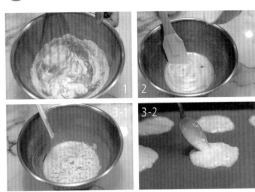

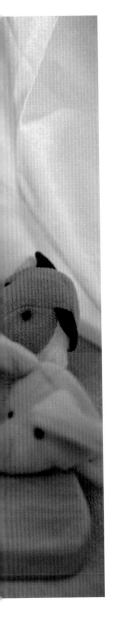

●● **龐德飲食的健康關鍵**
只用蛋白製作的杏仁瓦片，結合臺灣在地的米穀粉，適合對小麥過敏的人。堅果
具有保護心血管與大腦的功效，而富含維生素A的杏仁對於防止脫髮與頭皮屑也
有效。

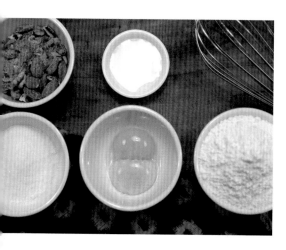

2 ｜ 蛋黃核果曲奇餅

適合型態 > 混合型

應用範圍 > 下午茶點心，可搭配手
　　　　　作果醬

材料 > 米穀粉110公克、椰子油70
　　　公克、細砂糖60公克、蛋黃
　　　2顆、裝飾堅果100公克

準備工作 > 烤箱預熱170℃，烤盤
　　　　　上舖烤盤紙

作法 >

1. 用打蛋器將椰子油和糖混合，再加入蛋黃調勻。

2. 加入米穀粉，用刮刀以切拌的方式混合成麵糰。

3. 將餅乾麵糰分成約12公克的小塊，揉圓整齊排列在烤盤紙上，再以手掌將圓球壓平，表面裝飾堅果。

4. 進烤箱烤約10至12分鐘，表面呈褐黃色即可出爐放涼。

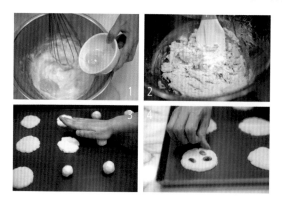

●● 龐德飲食的健康關鍵

一顆雞蛋做成兩種餅乾，蛋白部分做成蛋白杏仁脆片，蛋黃部分結合臺灣在地的米穀粉，適合對小麥過敏的人。椰子油和堅果提供餅乾的風味，也提供對人體有益的好油脂。

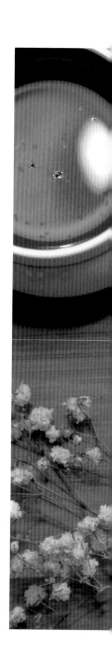

時令 四季皆宜

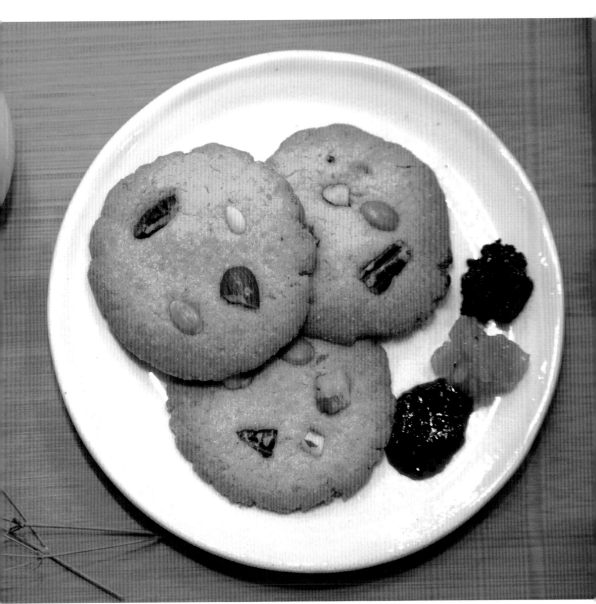

時令 　檸檬產季為夏天

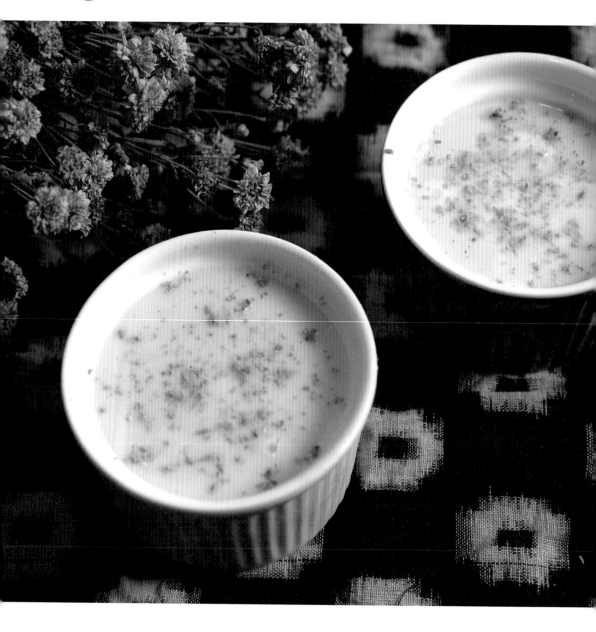

糙米布丁 | 3

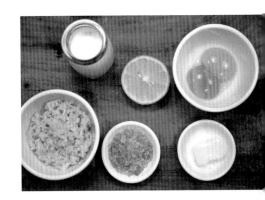

適合型態 > 混合型
應用範圍 > 下午茶點心、飯後甜點

材料 > 鮮奶600公克、香草莢1條（可不用）、糙米140公克（或量米杯1杯）、黃冰糖40公克、蛋黃2顆、奶油20公克（可不用）、檸檬1顆

準備工作 > 檸檬刮出皮屑備用，糙米泡水至少2小時

作法 >

1. 鍋裡加水煮開後，放入糙米煮成稀飯，10分鐘後將米粒撈起備用。若家中有現成的糙米飯則可直接使用，省略本步驟。

2. 牛奶加冰糖以小火煮熱，待冰糖全部溶解後，放入糙米飯與奶油，並改成大火加熱攪煮20至30分鐘，至濃稠時離火。

3. 離火後，立刻在熱鍋裡邊加入打散的蛋黃汁，同時快速攪拌，再倒入檸檬皮屑拌勻後，裝入玻璃杯約八分滿放涼。

4. 置入冰箱1至2小時即可。食用前表面淋上一層果醬，再放上堅果粒增添美觀及美味。

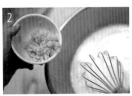
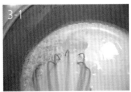
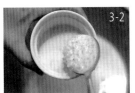

● ● 龐德飲食的健康關鍵

糙米布丁為東西方食材合併的創意點心，鮮奶使用單一乳源的鮮乳坊，更能符合龐德飲食訴求的一天一杯好奶，使用糙米不會造成血糖振盪，做成口感獨特的布丁，是一道三高族群也能放心品嚐的美味點心。

4 │ 紅蘿蔔戚風蛋糕

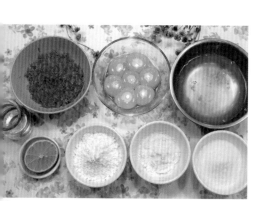

適合型態 > 混合型

應用範圍 > 下午茶點心、搭配手作果醬或優格一起吃

材料 > 米穀粉110公克、橄欖油80公克、細砂糖120公克、蛋白7顆、蛋黃7顆、紅蘿蔔120公克、杏仁粉40公克、檸檬汁1小匙

準備工作 > 米穀粉過篩,將蛋白與蛋黃分開至不同的攪拌盆,紅蘿蔔磨泥或打碎後拌入一顆蛋黃和檸檬汁1/2小匙備用,烤箱預熱180℃

作法 >

1. 蛋黃攪打後將紅蘿蔔泥、杏仁粉、橄欖油依序加入,米穀粉先加入一半拌匀。

2. 蛋白加入檸檬汁1/2小匙打發,其間分三次陸續加入糖,打至舉起打蛋器時蛋白霜不會掉落,呈現直立狀。

3. 將一半的蛋白霜加入蛋黃糊攪拌盆內輕輕拌匀,再將剩餘的米穀粉全數加入,攪拌至無乾粉狀,再加入剩餘的蛋白霜輕拌均匀。

4. 倒入模型後,將模型輕輕在桌上敲一下,讓氣泡浮出以免影響蛋糕體內部組織,入烤箱約25至30分鐘,至蛋糕表面呈褐黃色,且蛋糕中心有熟即可出爐。

提醒 龐德戚風蛋糕的配方裡,不使用泡打粉或小蘇打粉這類幫助蛋糕糊發脹膨鬆的添加物,完全是依賴蛋白打發的空隙來支撐蛋糕體,所以在蛋白霜打發後,步驟3混合與操作的速度要快,要讓麵糊盡快進入烤箱烤焙,才不會消泡,造成外觀塌陷,失去蛋糕應有的膨鬆口感。由於蛋白打發需要一定的時間和速度,建議最好使用電動打蛋器,較省力省時。

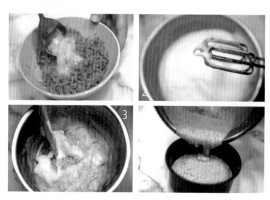

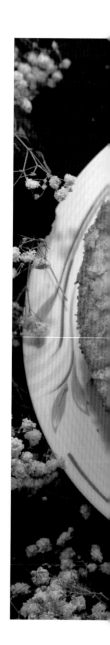

時令 紅蘿蔔2至3月

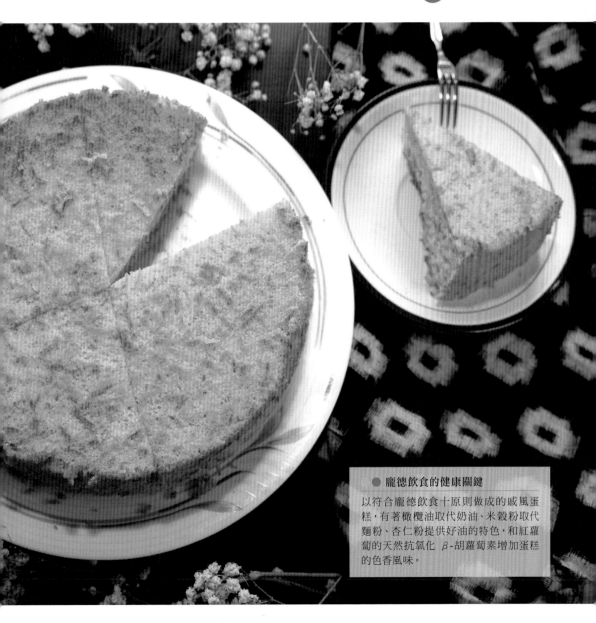

● 龐德飲食的健康關鍵

以符合龐德飲食十原則做成的戚風蛋糕，有著橄欖油取代奶油、米穀粉取代麵粉、杏仁粉提供好油的特色，和紅蘿蔔的天然抗氧化 β-胡蘿蔔素增加蛋糕的色香風味。

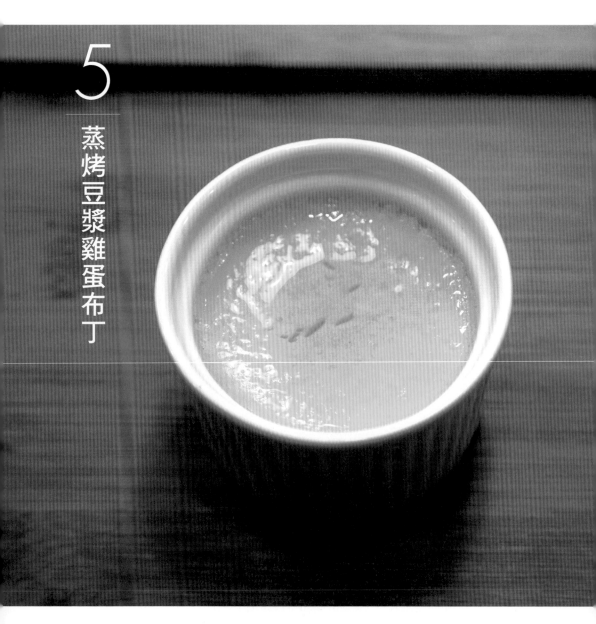

5

蒸烤豆漿雞蛋布丁

時令 四季皆宜

適合型態 > 蛋白質型

應用範圍 > 下午茶點心，搭配手作果
　　　　　醬、優格或堅果醬

材料 > 豆漿800公克、雞蛋360公克、蛋
　　　黃1顆、細砂糖120公克（可依個
　　　人喜好調整）、120C.C.耐熱布丁
　　　杯或小碗10個

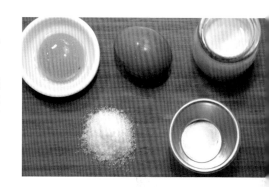

作法 >

1. 烤箱預熱180℃，豆漿加熱至即將沸騰時離火，蛋黃打散。

2. 熱豆漿裡加入糖攪勻至糖完全融化，再徐徐加入蛋汁，同時快速攪拌均勻。

3. 過濾布丁液消除氣泡後，倒入大量杯，再裝填到布丁杯，大約至九分滿即
   可。

4. 將布丁杯置於烤盤上，並在烤盤內加水約1公分深，置入烤箱後，將溫度調
   降至150℃，隔水蒸烤半小時。

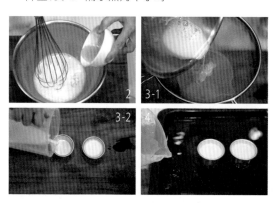

●● 龐德飲食的健康關鍵

用豆漿做的布丁，符合龐德飲食第三原則，每天攝取低升糖指數的豆類，用豆漿
做的布丁少了奶香，多了豆香，也多了預防骨質疏鬆的異黃酮，還有對腸胃道有益
處的膳食纖維哦！

6 | 香蕉可可杯子蛋糕

適合型態 > 醣質型
應用範圍 > 下午茶點心，老少咸宜

材料 > 米穀粉80公克、可可粉30公克、香蕉1根、橄欖油50公克、蛋黃6顆、無糖豆漿40公克、蛋白7顆、檸檬汁5公克、細砂糖120公克、杯子蛋糕模型15個

準備工作 > 米穀粉過篩，香蕉切小丁，烤箱預熱180℃，將蛋白與蛋黃分開至不同的攪拌盆

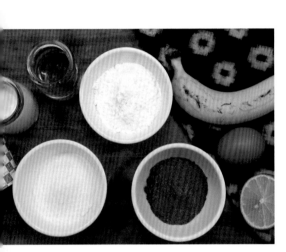

作法 >

1. 先將可可粉、香蕉丁、豆漿、橄欖油依序加入蛋黃盆攪拌均勻，最後放入一半的米穀粉拌勻。

2. 蛋白加入檸檬汁打發，泡泡由大變小時，分3次陸續加入糖，打至舉起打蛋器時蛋白霜不會掉落，呈現直立狀。

3. 將約一半的蛋白霜加入蛋黃糊的攪拌盆裡拌勻，再將剩餘的米穀粉全數加入，攪拌至無乾粉狀。

4. 將剩餘的蛋白霜加入，輕輕拌勻後，一一填入杯子蛋糕模至九分滿，整齊排列在烤盤上，入烤箱烤25至30分鐘後，取出放涼。

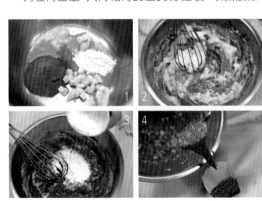

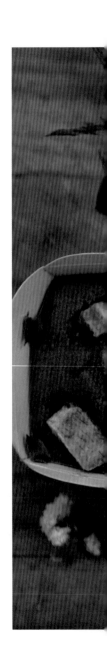

香蕉全年皆為產季

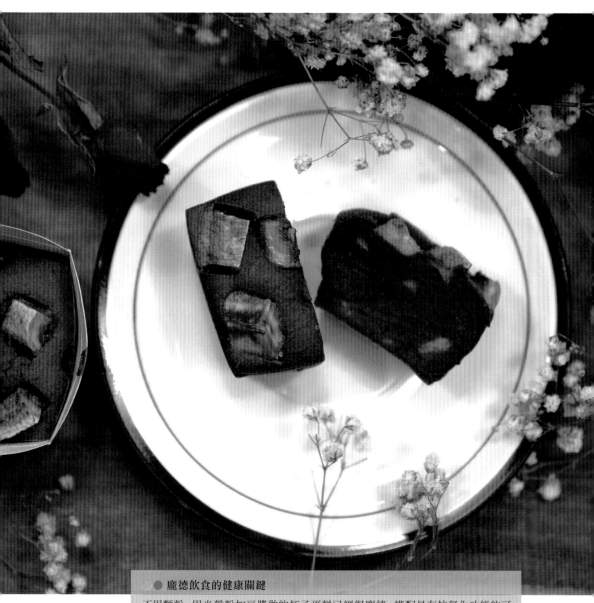

🍫● 龐德飲食的健康關鍵

不用麵粉，用米穀粉加豆漿做的杯子蛋糕已經很龐德，搭配具有抗氧化功能的可可，以及富含鉀和膳食纖維的香蕉，又是一道三高族群和減重族可以吃的甜點。

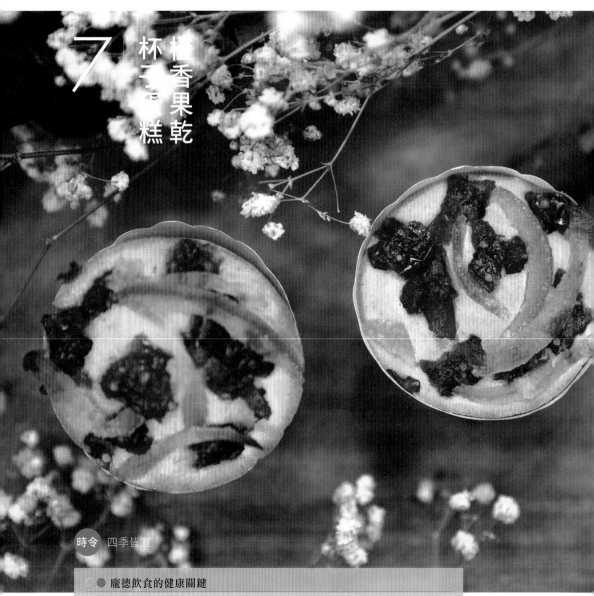

7 | 橙香果乾
杯子蛋糕

時令　四季皆宜

● 龐德飲食的健康關鍵

不用奶油做的杯子蛋糕，吃起來甜而不膩，沒有負擔。柚皮乾香氣逼人，用天然果
乾裝飾出的杯子蛋糕，是賞心悅目的好心情食物。

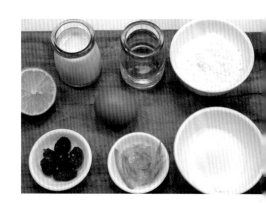

適合型態 > 混合型
應用範圍 > 下午茶點心，搭配手作果
　　　　　醬、優格或堅果醬

材料 > 米穀粉100公克、果乾30公克、
　　　柚皮乾少許、雞蛋6顆、豆漿45
　　　公克、橄欖油50公克、檸檬汁1
　　　小匙、細砂糖120公克、杯子蛋
　　　糕模型15個
準備工作 > 米穀粉過篩，果乾切丁，柚
　　　　　皮乾切細條並泡水備用，將
　　　　　蛋白與蛋黃分開至不同的
　　　　　攪拌盆，烤箱預熱180℃

作法 >

1. 先將豆漿、橄欖油、果乾依序加入蛋黃盆攪拌均勻，最後放入一半的米穀粉
　 拌勻。

2. 蛋白加入檸檬汁打發，其間分3次陸續加入糖，打至舉起打蛋器時蛋白霜不
　 會掉落，呈現直立狀。

3. 將約一半的蛋白加入蛋黃糊的攪拌盆裡拌勻，再將剩餘的米穀粉全數加入
　 攪拌至無乾粉狀。

4. 將剩餘的蛋白霜加入，輕輕拌勻後，一一填入蛋糕模至九分滿，表面舖上柚
　 皮乾裝飾，放入180℃的烤箱烤約25至30分鐘，至蛋糕表面呈褐黃色，且蛋
　 糕中心有熟即可出爐。

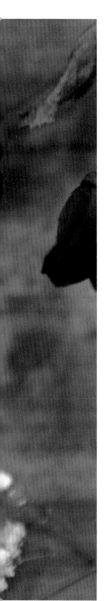
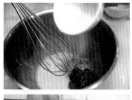
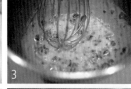
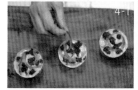
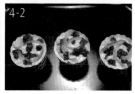

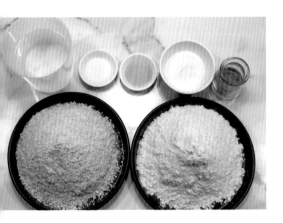

8 ｜ 無蛋奶餐包

適合型態 > 醣質型
應用範圍 > 製作漢堡、三明治、搭
　　　　　配手作果醬及芝麻醬
　　　　　皆宜

材料 > 全麥粉368公克、高筋麵粉
　　　354公克、糖51公克、鹽7公
　　　克、酵粉7.2公克、水433公
　　　克、橄欖油43公克

作法 >

1. 將材料以攪拌器低速混合成糰後,再以中速攪打至表面光滑,取其中一小糰
試著輕拉扯平,裂口平滑無鋸齒狀即可。

2. 發酵箱以溼度75%及溫度28℃,進行基本發酵60分鐘,約發酵到原本大小
的2.5倍。(若無發酵箱可放在微波爐或烤箱內)

3. 發酵後的麵糰先擠出空氣再切割成每個60公克的麵糰,搓圓在烤盤上整齊
分列後,以溼度75%及溫度28℃,進行中間發酵20分鐘。

4. 完成中間發酵的麵糰,揉製成橄欖形或圓形麵糰後,在烤盤上預留至少2公
分間隔排列整齊。

5. 以溼度85%溫度38℃,進行最後發酵約50分鐘。將烤箱預熱至180℃。

6. 完成最後發酵後,將麵糰置入烤箱烤焙約18至20分鐘,至表面著色且可聞
到麵包的香味即可出爐。

提醒 在製作麵糰時加入果乾一起攪拌,可增進麵包甜度,加入堅果可改變比例成為混合型
食物,或食用時塗抹椰子油、堅果醬等好油脂,也是蛋白質型的搭配方式。

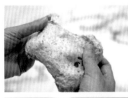
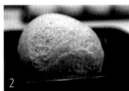
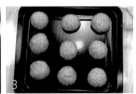
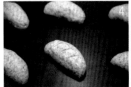
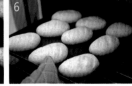
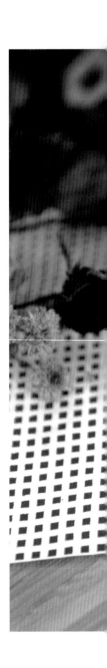

時令 四季皆宜

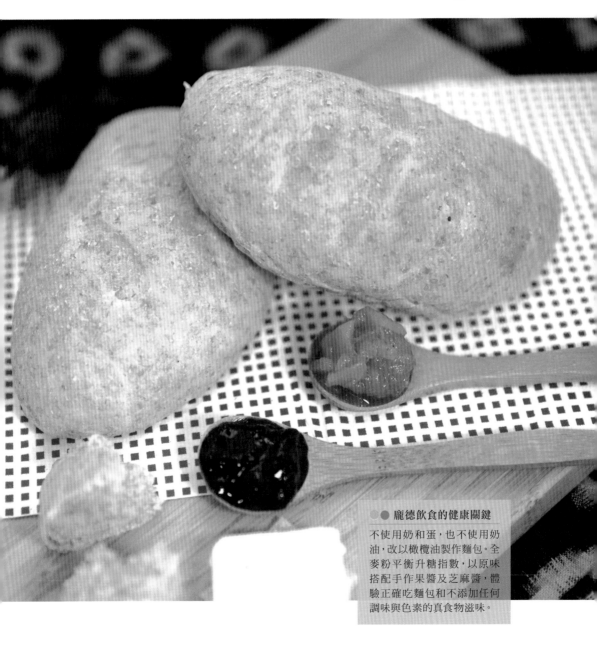

●● 龐德飲食的健康關鍵
不使用奶和蛋，也不使用奶
油，改以橄欖油製作麵包。全
麥粉平衡升糖指數，以原味
搭配手作果醬及芝麻醬，體
驗正確吃麵包和不添加任何
調味與色素的真食物滋味。

時令　四季皆宜

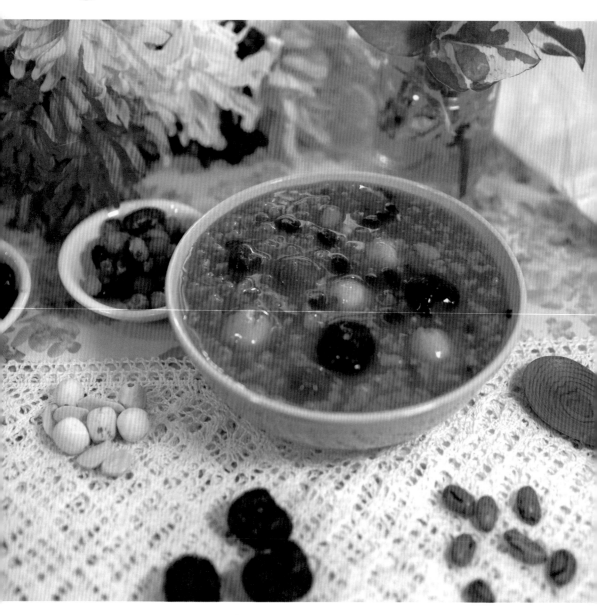

9 | 八寶粥

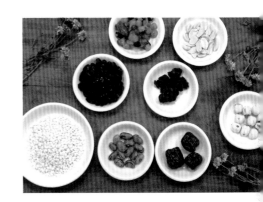

適合型態 > 醣質型
應用範圍 > 冷、熱皆可食用，老少咸宜

材料 > 圓糯米1杯、真空包裝煮熟的紅豆、大紅豆、花生及八寶豆各約80公克、蓮子約80公克、桂圓乾50公克、紅棗25公克、冰糖少許、水約10杯

作法 >

1. 圓糯米洗淨，放進電鍋內鍋並加10杯水，外鍋加2杯水，按下電鍋開關煮滾。

2. 放入蓮子及紅棗，外鍋加2/3杯水，再按下電鍋開關煮滾。

3. 電鍋開關跳起後，再將紅豆、大紅豆、花生、八寶豆及桂圓乾放入鍋中拌勻，外鍋加2/3杯水，按下電鍋開關繼續煮。

4. 電鍋開關跳起來後，視個人口味，酌量加約1小匙冰糖即可。

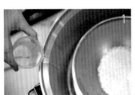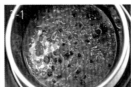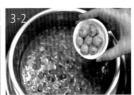

●● 龐德飲食的健康關鍵

這道家喻戶曉的八寶粥，其實符合了龐德飲食第四原則，每天吃些堅果和種子類食物，以補充好油。也符合第七原則吃全穀類的好醣食物，是一道可以吃到好醣好油，少量蛋白質的龐德甜點。

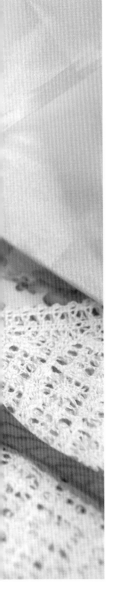

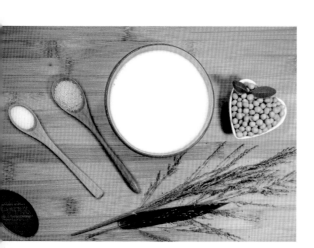

豆漿優格 10

適合型態 > 各型態皆適合

應用範圍 > 直接食用、搭配果醬、蜂蜜、堅果、水果、優格沙拉醬、優酪乳或製作優格冰淇淋

材料 > 未添加調味的低糖或含糖豆漿1公升，優格菌粉1包

作法 >

1. 將所有使用器具以沸水消毒。

2. 將豆漿倒入悶燒鍋內鍋中，以大湯鍋將豆漿隔水加熱至45℃，加入優格菌粉，攪拌至菌粉完全均勻溶入豆漿中。可以加入少許蔗糖，增加優格滑順口感。

3. 將內鍋置於悶燒鍋內，持續保溫。靜置發酵4至12小時。（以所購買的優格菌粉包裝指示時間為準）

4. 發酵時間到時，若優格表面光滑凝固，且無發臭，即發酵成功。將優格放入冷藏保存。

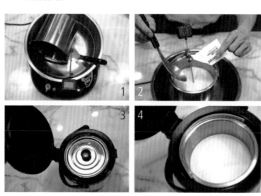

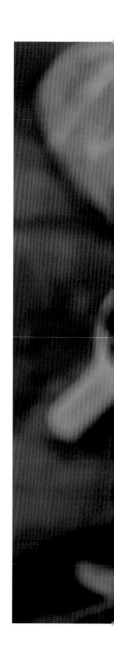

時令 四季皆宜

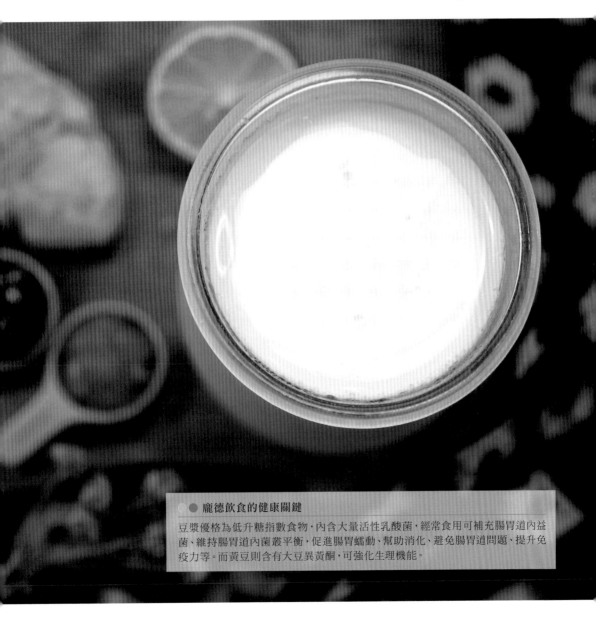

●●● 龐德飲食的健康關鍵

豆漿優格為低升糖指數食物，內含大量活性乳酸菌，經常食用可補充腸胃道內益菌、維持腸胃道內菌叢平衡，促進腸胃蠕動、幫助消化、避免腸胃道問題、提升免疫力等。而黃豆則含有大豆異黃酮，可強化生理機能。

四季皆宜，夏天可以冷藏冷凍吃

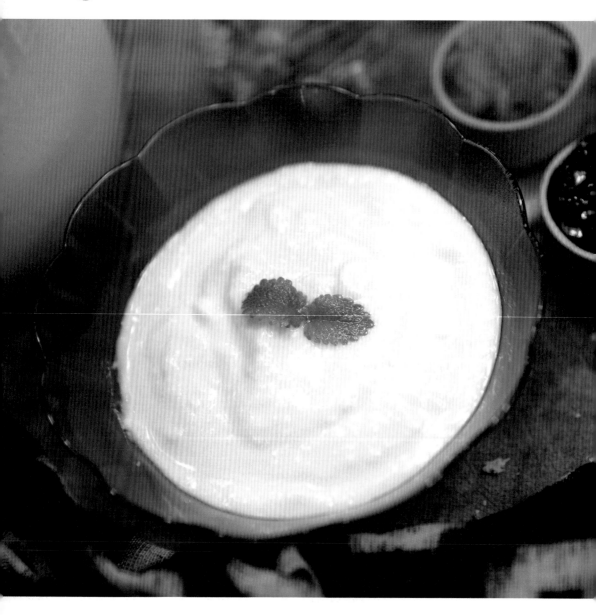

蜂蜜檸檬優格醬 | 11

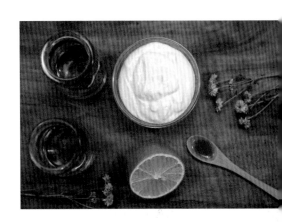

適合型態 > 醣質型
應用範圍 > 麵包餡料、泡芙餡料、鬆餅餡料

材料 > 每一份約30公克。原味豆漿優格24公克、蜂蜜4公克、檸檬汁1公克、檸檬皮1公克

作法 >

1. 將所有材料置於碗中,以湯匙手動攪拌,或以手持式電動攪拌機攪至均勻即可。切勿過久,以免發泡影響口感。

2. 蜂蜜可增加甜味,檸檬汁增加酸味,可依喜好增減。

3. 食用前再將餡料放入泡芙、麵包或鬆餅,避免混合存放時出水,影響口感。放入泡芙、麵包或鬆餅後,可冷凍成為冰沙口感。

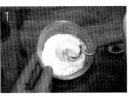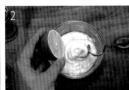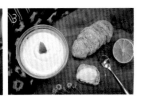

●● 龐德飲食的健康關鍵

烘培餡料也可以很健康。以高濃度豆漿做成優格餡料,低油脂低熱量,又增加了好菌的成分,搭配食材一起食用,達到真正健康清爽的目的。

12 | 芝麻糙米涼麵（無麩質料理）

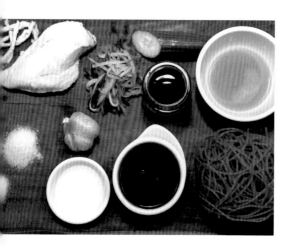

適合型態 > 醣質型
應用範圍 > 午茶點心、早餐搭配
　　　　　生菜沙拉

材料 >
【醬汁】黑芝麻醬30公克、香油10
公克、黑豆醬油20公克、味霖30
公克、蒜頭10公克、糯米醋10公
克、糖5公克、海鹽3公克
【涼麵】有機100%糙米麵條80公
克,初榨冷壓橄欖油適量、去皮雞
肉絲適量、蛋皮絲適量、小黃瓜絲
適量、紅蘿蔔絲適量

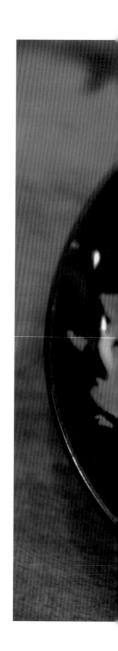

作法 >

1. 將所有醬汁食材放入果汁機攪碎、拌勻,裝入玻璃密封罐並冷藏。（注意:
執行醬汁製作時,食材的攪拌均勻以外,要注意溫度是否為常溫,確認無誤
後就可以使用淋醬,冷藏只是延長保存期限,用麵條的餘溫就可以讓醬汁充
分混合。若剛製作成醬汁的融合度較差,建議送進冷藏1小時後再使用）

2. 將可蓋過麵體的水量煮沸,丟入麵條並保持水滾,以中火煮約10分鐘,並確
認麵心有熟。

3. 將麵條撈起過冷水,以增加麵條Q度。瀝乾後,拌入適量橄欖油避免沾黏。

4. 麵條放置盤上,依個人喜好和飲食原則放上雞肉絲等配料,淋上醬汁,並充
分拌勻,即可享用。

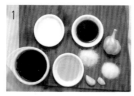
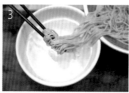
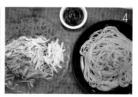

●● 龐德飲食的健康關鍵

黑芝麻醬有豐富脂肪酸的堅果和種子類食物,具有強化血管、保護心臟、防老等
作用。無麩質糙米麵條拌油後,可攝取到初榨冷壓橄欖油的營養,如:保濕物質
「角鯊烯」、多酚、單元不飽和脂肪酸,以及維生素A、D、E等。

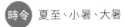
時令 夏至、小暑、大暑

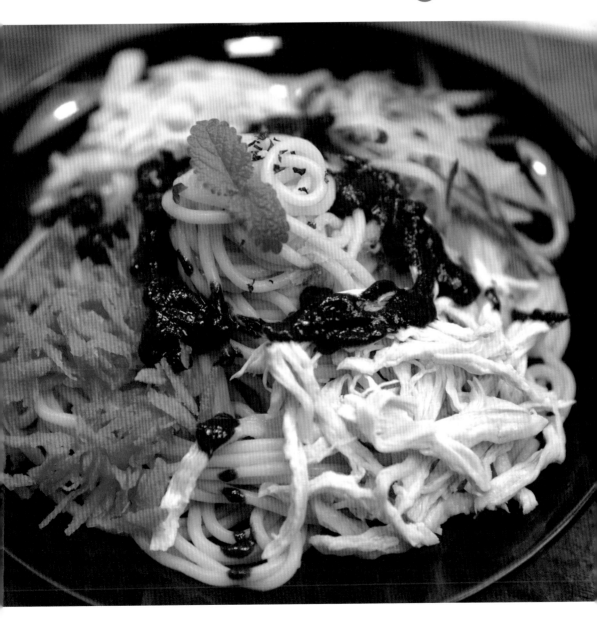

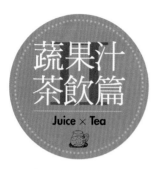

蔬果汁
茶飲篇

Juice × Tea

1 | 養生梅茶

●● 龐德飲食的健康關鍵

龐德養生梅茶經過上千遍的試飲、調整，從最初使用的十多種中藥材，到最後細心調配出只以仙楂、烏梅、洛神花、陳皮、甘草熬煮而成的養生梅茶，味甘潤喉，不添加任何人工甘味和調味料，飯後一杯可去油、解膩、防三高。

適合型態 > 混合型
應用範圍 > 冷、熱皆可食用，老少咸宜

材料 > 仙楂65公克、陳皮28公克、甘草13公克、
　　　洛神花15公克、烏梅28公克

作法 >

1. 鍋中加5100C.C.的冷水，開大火煮至約75℃時，倒入藥材，煮沸後，轉小火慢熬15分鐘關火。

2. 待冷卻後，將藥材濾淨，即可飲用。

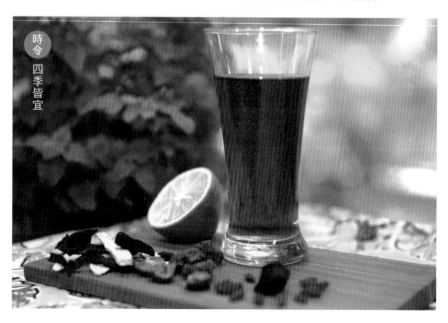

時令　四季皆宜

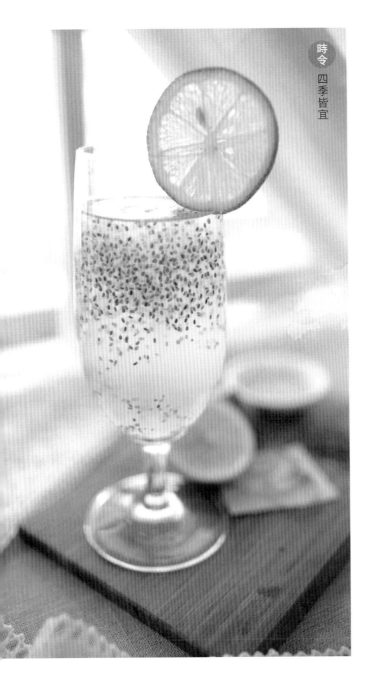

時令　四季皆宜

2 蜂蜜奇亞籽檸檬汁

適合型態 > 混合型
應用範圍 > 冷、熱皆可食用，
　　　　　老少咸宜

材料 > 奇亞籽10公克、檸檬1
　　　顆、蜂蜜50公克、愛玉
　　　凍1塊

作法 >

1. 奇亞籽以800C.C.的冷開水
　 浸泡10分鐘，檸檬榨汁、去
　 籽，愛玉凍切小丁。

2. 奇亞籽水加入檸檬汁及蜂蜜
　 攪拌均勻後，再加入適量愛
　 玉丁，即可食用。

●● 龐德飲食的健康關鍵
奇亞籽是鼠尾草的種籽，來
自墨西哥南部和瓜地馬拉，
內含Omega-3的脂肪酸，
是非常豐富的膳食纖維，泡
水後會膨脹，提供血糖緩升
和飽足感，搭配蜂蜜和檸檬
補足一天水果可以提供的纖
維、維生素和礦物質。

香茅茶｜3

適合型態 > 適合各型態
應用範圍 > 冷、熱皆可食用，
　　　　　老少咸宜

材料 > 香茅草5至6株、枸杞30
　　　公克、黑糖磚3塊（約
　　　120公克）

作法 >

1. 若是剛採摘的香茅，可以放置室溫3天，去掉枯葉和較粗的葉片，清洗捆綁成束。

2. 鍋內加入4000C.C.的水，開大火煮至沸騰，放入香茅束，再度煮沸後，轉小火慢熬15分鐘關火。

3. 放入香茅束後約5分鐘，加入枸杞和黑糖磚。

4. 關火後，可先取出香茅束，待冷卻後即可飲用。

●● 龐德飲食的健康關鍵

香茅又稱檸檬草，在中醫草藥的功用主治：感冒頭痛、胃痛、泄瀉及跌打損傷，煎水洗身可去風消腫，可說是內外服用都有助身體保健。夏季喝香茅茶可保有清涼之感，也能支持腸胃的良好運作。

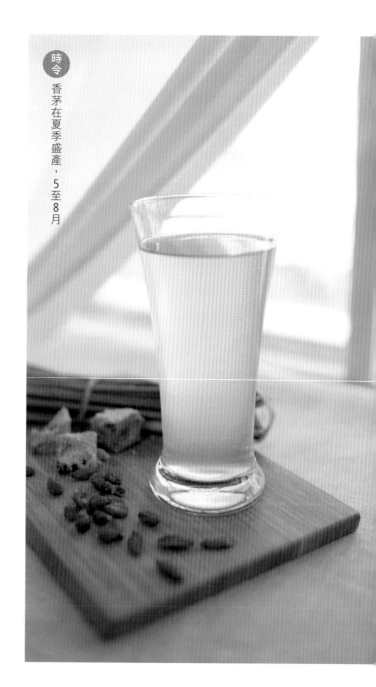

時令　香茅在夏季盛產，5至8月

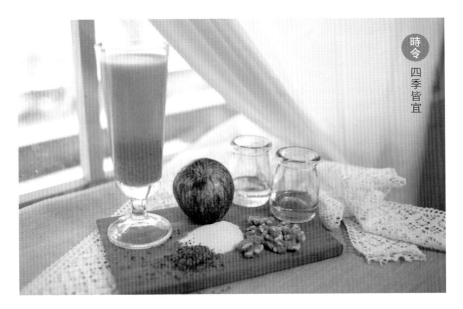

時令　四季皆宜

4 | 低GI 蔬果汁

適合型態 > 混合型和蛋白質型
應用範圍 > 搭配全穀饅頭或雜糧麵包、白煮蛋

材料 > 紅藜麥1杯、有機蘋果1/2顆、奶蛋白1匙、
　　　　熟核桃2顆、冷壓初榨橄欖油1匙、木寡糖
　　　　1/2匙、果寡糖1/2匙、礦泉水300C.C.

作法 >

1. 紅藜麥1杯洗淨煮成飯，取半碗飯準備製成蔬果汁，其餘冷凍保存。

2. 有機蘋果洗淨後取半顆（不用去皮），並切成小塊備用，核桃壓碎較方便攪打。

3. 將全部材料倒入果汁機或料理機，以高速混合均勻、攪打成汁。

4. 依個人喜好加入適量的過濾飲用水，以調整蔬果汁的黏稠度。

●● **龐德飲食的健康關鍵**

糖尿病或血糖過高者，在飲食上應儘量避免過度攝取造成血糖振盪的食物，像是水果和
精緻澱粉類等。若想飲用果菜汁，建議配搭幫助血糖緩升的好蛋白質和好油食物，如：高
蛋白粉、堅果、冷壓初榨橄欖油、苦茶油等。

5 ｜ 抒壓蔬果汁

適合型態 > 醣質型和混合型

應用範圍 > 早餐或下午茶飲品，搭配水煮蛋適
　　　　　合蛋白質型

材料 > 美生菜1大片、苜蓿芽2小撮、黑木耳1中
　　　片、紅龍果醬1匙、鳳梨果醬1匙、腰果3
　　　顆、杏仁果3顆、大豆卵磷脂粉1匙、富氫
　　　水300C.C.

作法 >

1. 將美生菜洗淨，並撕成小片。

2. 苜蓿芽以過濾水清洗並浸泡3分鐘，黑木耳洗
淨、切小丁。杏仁果、腰果壓碎，較方便攪打。

3. 將全部材料倒入果汁機或料理機，以高速混
合均勻、攪打成汁。

4. 可視個人喜好，適量加入蜂蜜調味。

●● 龐德飲食的健康關鍵

此蔬果汁為運用簡易版龐
德經典沙拉的食材，以果汁
機或料理機製作而成，成為
「喝的沙拉」。來自蔬菜的
礦物質與酵素，以及堅果
所提供的好油，加上血管清
道夫的卵磷脂，均具有抒緩
血管壓力功能，很適合壓力
大、血壓偏高者食用。

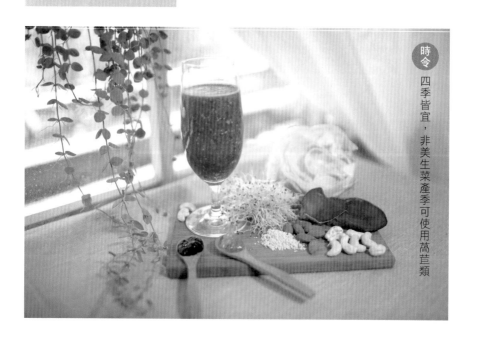

時令　四季皆宜，非美生菜產季可使用萵苣類

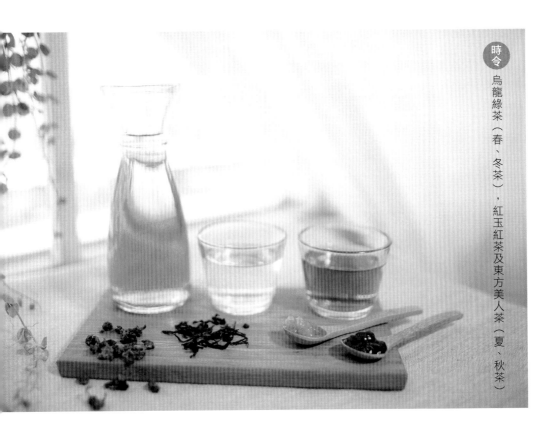

時令＞烏龍綠茶（春、冬茶），紅玉紅茶及東方美人茶（夏、秋茶）

6 ┃ 紅配綠茶

適合型態 > 醣質型和混合型
應用範圍 > 冷熱皆宜，搭配龐德桑椹果
　　　　　醬、百香果醬、鳳梨果醬沖泡

材料 > 烏龍茶、紅玉紅茶

作法 >

1. 將紅茶和綠茶各取一湯匙，放入有濾網的泡茶壺中，以熱開水沖一遍，即倒掉茶水。

2. 以1000C.C.的80至90℃熱開水，沖泡茶壺中的紅茶及綠茶，靜置約5分鐘。

3. 如果使用較嫩之茶葉，可以用70至80℃的水溫來沖泡茶葉，靜置約20分鐘。

4. 可依個人喜好加入百香果醬或鳳梨果醬，攪拌均勻後飲用。

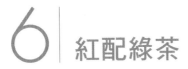

●● 龐德飲食的健康關鍵

龐德飲食第十原則飲用適量的綠茶，因為綠茶所含的多酚類，對人體具有非常好的抗氧化功能。紅茶和綠茶對於去除人體自由基皆有功效，也對舒張血管、有益心臟具有臨床實證。

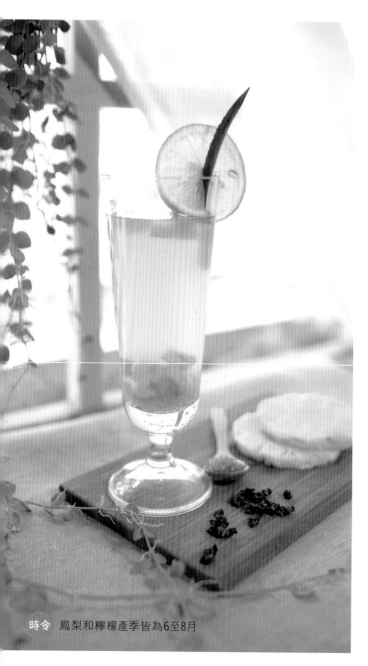

7 ｜鳳梨綠茶　（運動前蔬果汁）

適合型態 > 醣質型
應用範圍 > 重訓、有氧運動前
　　　　　飲品

材料 > 綠茶5公克、鳳梨果泥
　　　60公克、檸檬汁10C.
　　　C.、新鮮鳳梨切片30公
　　　克、鳳梨頭葉1片

作法 >

1. 將綠茶以200C.C.熱水浸泡5
　分鐘後，濾掉茶葉後隔冰降
　溫。

2. 雪克杯加入綠茶、鳳梨果
　泥、檸檬汁，搖晃均勻後倒
　入杯中。

3. 在杯上以新鮮鳳梨切片、鳳
　梨頭葉裝飾即可飲用。

● ● **龐德飲食的健康關鍵**

綠茶含有多酚，檸檬含有多
量維他命C，兩者皆有抗氧
化保護細胞的功能；鳳梨酵
素有抗發炎的功效，運動前
補充可以保護肌肉，鳳梨所
含的鉀對運動表現有很好的
支持作用。

8 | 綜合水果運動奶昔

適合型態 > 醣質型，或各型態運動前飲料
應用範圍 > 運動前飲料、搭配早餐的飲品

材料 > 蘋果1顆、鳳梨1/4顆、香蕉1根、原味優
格100公克

作法 >

1. 所有水果去皮、洗淨並切塊備用。

2. 將水果塊放入果汁機或調理機，以低速混合均勻、攪打成果汁。

3. 加入優格，以高速混合攪打成黏稠的奶昔。

> ● ● **龐德飲食的健康關鍵**
>
> 這杯飲品的比例是醣類：蛋白質＋脂肪＝95％：5％，適合運動前儲備足夠的糖分。材料中，蘋果含豐富果膠，有助排除體內的重金屬；鳳梨有豐富的維生素B1、鉀，有助消除疲勞；而香蕉則有豐富的糖、鉀、果膠，可補充體力、排除毒素。

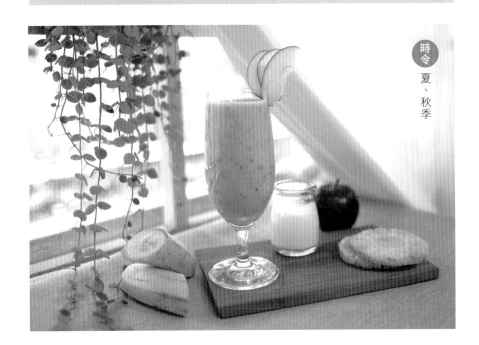

時令 > 夏、秋季

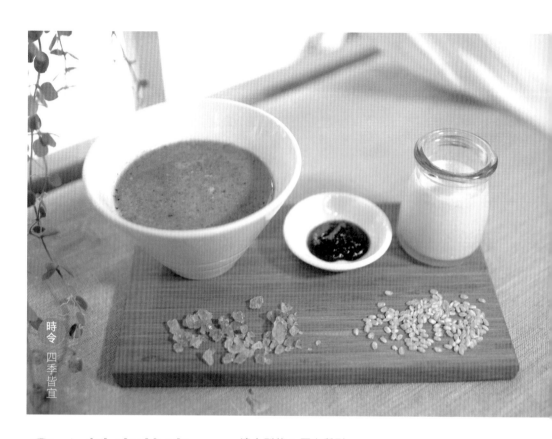

時令 四季皆宜

9 糙米芝麻豆漿（運動後飲料）

適合型態 > 蛋白質型
應用範圍 > 運動後飲品、搭配早餐或取代
　　　　　一餐的飲品

材料 > 糙米1杯、黑芝麻醬1大匙、無糖豆
　　　漿1000公克、冰糖20公克

作法 >

1. 糙米浸泡1至2小時後，煮成粥備用。

2. 將糙米粥與200C.C.的熱開水分別倒入果汁機或調理機，並以低速混合均勻。

3. 加入芝麻醬後，以高速混合攪打成黏稠的糊，再過篩到可加熱的鍋裡。

4. 以中火加熱鍋裡的芝麻米漿，同時加入豆漿，並攪煮至沸騰後熄火。依個人喜好，
   以適量的冰糖調味，即可飲用。

●● 龐德飲食的健康關鍵

這杯飲品的比例是醣類：蛋白質＋脂肪＝60%：40%，適合運動後回填肌肉消耗的糖分
（糙米漿），以及提供好蛋白質（豆漿）、好脂肪（芝麻），有效修補肌肉組織。

10 杏仁糙米漿（運動後飲料）

適合型態 > 混合型
應用範圍 > 早餐、運動後飲品

材料 > 糙米1杯、杏仁醬1大匙、鹽適量

作法 >

1. 糙米浸泡1至2小時後，煮成粥備用。

2. 將糙米粥與200C.C.的熱開水分別倒入果汁機或調理機，以低速混合均勻。

3. 加入杏仁醬後，高速混合攪打成黏稠的糊，倒入可加熱的鍋裡。

4. 以中火加熱鍋裡的米糊，並加入600C.C.的開水攪煮至沸騰，熄火後以適量的鹽調味，即可食用。

●● 龐德飲食的健康關鍵

運動後30分鐘內的營養補充，需要好醣食物給予肌肉肝醣的回補，需要好油支持運動後肌肉輕度發炎的修復。糙米粥和杏仁醬混合煮成米糊漿，正是一道含有好醣和好油的飲品，很適合做為運動後30分鐘內黃金期的營養補充食物。

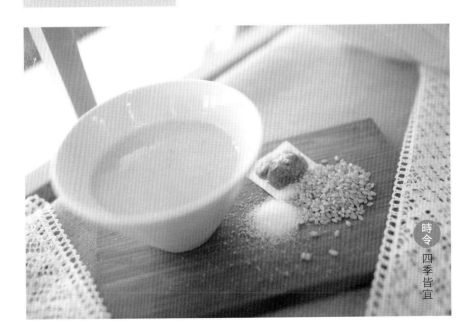

時令‧四季皆宜

11 ｜紅藜薏仁紫米豆漿優酪乳

時令　四季皆宜

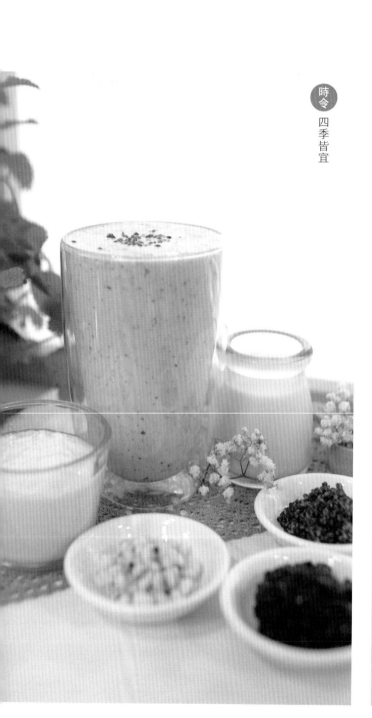

適合型態 > 混合型
應用範圍 > 飲料，點心，代餐

材料 > 每一份約370公克。低
　　　糖豆漿200公克、原味
　　　豆漿優格80公克、煮熟
　　　的紫米30公克、紅藜麥
　　　30公克、煮好的薏仁30
　　　公克、橄欖油2公克

作法 >

1. 將所有材料置於調理機中
　（留下100公克豆漿），高速
　攪拌約10秒，將食材攪碎。

2. 再放入剩下的100公克豆
　漿，以慢速攪拌2秒，切勿
　過久，以免發泡影響口感。

3. 優格、紫米與薏仁可增加濃
　稠度，並依喜好增減。

●● 龐德飲食的健康關鍵

以豆漿與豆漿優格打成優酪
乳，提供不能喝牛奶優酪乳
者另一個好選擇。添加橄欖
油，補充植物性食材所缺乏
的油脂，紅藜富含優質蛋白
質與多項必需胺基酸營養成
分，紫米與薏仁可增加飽足
感，加上優格的好菌成分，
可以做為點心或代餐。

12 檸檬蜂蜜薏仁豆漿優酪乳

時令 > 四季皆宜

適合型態 > 混合型
應用範圍 > 飲料，點心，代餐

材料 > 每一份約370公克。低糖豆漿200公克、原味豆漿優格80公克、煮熟的薏仁30公克、檸檬汁20公克、無籽檸檬20公克、蜂蜜20公克、橄欖油2公克

作法 >

1. 將所有材料置於調理機中（留下100公克豆漿），高速攪拌約10秒，將食材攪碎。

2. 再放入剩下的100公克豆漿，以慢速攪拌2秒，切勿過久，以免發泡影響口感。

3. 優格與薏仁可增加濃稠度，可依喜好增減；也可選用無糖豆漿降低甜度。

●●龐德飲食的健康關鍵

來自大豆優質蛋白質與植物優格的乳酸菌，創造出自然濃郁的口感。富含維生素C的檸檬與天然蜂蜜的甜味，更加入薏仁增加飽足感，酸酸甜甜的滋味，補充一天好菌，可以做為點心或代餐。

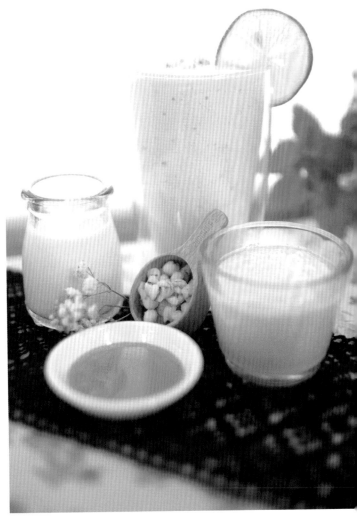

Beautiful Life 59

代謝型態龐德食譜全書　84道減重不復胖，比地中海飲食更適合亞洲人的美味料理

作　　　者——袁毓瑩、王淳、袁毓玲
選　　　書——何宜珍
責任編輯——劉枚瑛　編輯協力——楊顯慧

版　　　權——黃淑敏、吳亭儀、翁靜如
行銷業務——闕睿甫、石一志
總　編　輯——何宜珍
總　經　理——彭之琬
發　行　人——何飛鵬

法律顧問——元禾法律事務所　王子文律師
出　　　版——商周出版
　　　　　　臺北市中山區民生東路二段141號9樓
　　　　　　電話：(02) 2500-7008　傳真：(02) 2500-7759
　　　　　　E-mail：bwp.service@cite.com.tw
發　　　行——英屬蓋曼群島商家庭傳媒股份有限公司城邦分公司
　　　　　　臺北市中山區民生東路二段141號2樓
　　　　　　讀者服務專線：0800-020-299　24小時傳真服務：(02)2517-0999
　　　　　　讀者服務信箱E-mail：cs@cite.com.tw
劃撥帳號——19833503　戶名：英屬蓋曼群島商家庭傳媒股份有限公司城邦分公司
訂購服務——書虫股份有限公司客服專線：(02)2500-7718；2500-7719
服務時間——週一至週五上午09:30-12:00；下午13:30-17:00
　　　　　　24小時傳真專線：(02)2500-1990；2500-1991
　　　　　　劃撥帳號：19863813　戶名：書虫股份有限公司
　　　　　　E-mail：service@readingclub.com.tw
香港發行所——城邦(香港)出版集團有限公司
　　　　　　香港灣仔駱克道193號東超商業中心1樓
　　　　　　電話：(852) 2508 6231傳真：(852) 2578 9337
馬新發行所——城邦(馬新)出版集團
　　　　　　Cité (M) Sdn. Bhd. (458372U) 11, Jalan 30D/146, Desa Tasik, Sungai Besi,
　　　　　　57000 Kuala Lumpur, Malaysia.
　　　　　　電話：603-90563833　傳真：603-90562833
行政院新聞局北市業字第913號

封面設計／內文設計排版——copy
印　　　刷——卡樂彩色製版印刷有限公司
經　銷　商——聯合發行股份有限公司　新北市231新店區寶橋路235巷6弄6號2樓
　　　　　　電話：(02)2917-8022　傳真：(02)2911-0053

2017年（民106）11月7日初版　Printed in Taiwan　定價380元　　城邦讀書花園
2017年（民106）12月29日初版3刷
著作權所有，翻印必究　ISBN 978-986-477-328-2
商周出版部落格——http://bwp25007008.pixnet.net/blog

內頁插畫——健談網 Havemary.com
　　　　攝　　影——劉勁麟、劉燕宜
　　　　廖豐平（四川泡菜鍋、古早味芋頭鹹粥、絲瓜蛤蜊湯、五色蔬菜湯、鷹嘴豆蘿蔔排骨湯、
羅宋湯、龐德療癒沙拉、運動前馬拉松沙拉、運動後重訓沙拉、鰻魚繽紛早餐沙拉）
協力人員——袁景村（中廚師）、陳重凱（西廚師）、袁源秀、李欣蓉、楊慧玲、潘家全、盛士驊
場地提供——龐德體驗廚房、Hsiang 向 the Bistro、龍岡貿易村、盛和風食集、晁陽太陽能農場

國家圖書館出版品預行編目(CIP)資料
代謝型態龐德飲食全書 / 袁毓瑩, 王淳, 袁毓玲著. -- 初版. -- 臺北市：商周出版：家庭傳媒城邦分公司發行,
民106.11　240面；17*23公分. -- (Beautiful life ; 59)　ISBN 978-986-477-328-2(平裝)
1. 健康飲食　2. 食譜　411.3　106016987

Beautiful Life

Beautiful Life